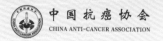

中国抗癌协会
CHINA ANTI-CANCER ASSOCIATION

血液肿瘤

中国肿瘤整合诊治指南（CACA）

CACA GUIDELINES FOR HOLISTIC INTEGRATIVE MANAGEMENT OF CANCER

2022

丛书主编 ◎ 樊代明

主　编 ◎ 王建祥　李建勇　邱录贵　纪春岩

U0244937

天津出版传媒集团

天津科学技术出版社

图书在版编目(CIP)数据

中国肿瘤整合诊治指南.血液肿瘤.2022 / 樊代明
丛书主编；王建祥等主编. -- 天津：天津科学技术出
版社，2022.6

ISBN 978-7-5742-0121-7

Ⅰ.①中… Ⅱ.①樊…②王… Ⅲ.①造血系统—肿
瘤—诊疗—指南 Ⅳ.①R733-62

中国版本图书馆CIP数据核字(2022)第104716号

中国肿瘤整合诊治指南.血液肿瘤.2022
ZHONGGUO ZHONGLIU ZHENGHE ZHENZHI ZHINAN.
XUEYE ZHONGLIU.2022

策划编辑：方　艳
责任编辑：张建锋
责任印制：兰　毅

出　　版：天津出版传媒集团
　　　　　天津科学技术出版社
地　　址：天津市西康路35号
邮　　编：300051
电　　话：(022)23332390
网　　址：www.tjkjcbs.com.cn
发　　行：新华书店经销
印　　刷：天津中图印刷科技有限公司

开本 787×1092　1/32　印张7.5　字数138 000
2022年6月第1版第1次印刷
定价：76.00元

丛书主编

樊代明

主　编

王建祥　李建勇　邱录贵　纪春岩

副主编

周剑峰　秘营昌　魏　辉　徐　卫　安　刚

蔡　真　陈文明　侯　健

编　委（姓氏笔画排序）

马　军　方美云　王少元　王亚非　王　迎

王季石　王建祥　王　欣　王健民　王鲁群

王慧君　邓书会　主鸿鹄　付　蓉　冯建明

冯　茹　史哲新　叶静静　白　海　任汉云

刘代红　刘兵城　刘　利　刘启发　刘卓刚

刘　竞　刘　霆　孙自敏　孙春艳　庄俊玲

江　明　江　倩　纪春岩　吴　彤　吴德沛

宋永平　宋献民　张广森　张　丽　张连生

张　钰	张　梅	张　曦	张夔莉	李文倩
李玉华	李军民	李建勇	李　剑	李春蕊
李　娟	李　艳	李　菲	李　菲	李　薇
杜心如	杜　欣	杜　鹃	杜　新	杨建民
杨林花	沈志祥	贡铁军	邱录贵	邹德慧
陈协群	陈协群	陈丽娟	陈苏宁	陈国安
陈洁平	周道斌	房佰俊	易树华	罗建民
金　洁	俞文娟	姚红霞	姜尔烈	施菊妹
胡建达	胡　豫	郝　牧	倪海雯	夏忠军
夏　爽	徐　卫	徐　兵	徐　燕	秘营昌
高春记	高素君	章静茹	黄仲夏	黄　河
黄晓军	黄湘华	傅卫军	傅琤琤	游　泳
韩艳秋	赖永榕	靳凤艳	鲍　立	颜晓菁
糜坚青	魏　辉			

目录

第一篇　白血病

第二篇　多发性骨髓瘤

血
液
肿
瘤

第一篇 白血病

── 第一章 ──

前言

第一节 流行病学

白血病（leukemia）是起源于造血干、祖细胞的造血系统恶性肿瘤。白血病细胞具有增殖、生存优势，在体内无控性增生、积聚，逐渐抑制正常造血，并侵袭其他器官、系统，使患者出现贫血、出血、感染和浸润征象，最终导致死亡。

白血病发病与感染、辐射、化学制剂，与生活方式和遗传等有关，细胞、分子遗传学异常是其致病基础。这些致病因素改变细胞的遗传特性，影响细胞的正常生物学行为，使之恶变，形成白血病。

根据白血病细胞的分化程度和自然病程，将白血病分为急性和慢性两大类。急性白血病（acute leukemia，AL）细胞的分化停滞于早期阶段，多为原始细胞和早期幼稚细胞，病情发展迅速，自然病程仅数月。慢性白血病（chronic leukemia，CL）细胞的分化停滞于晚期阶段，多为较成熟细胞或成熟细胞，病情相对缓慢，自然病程可达数年。

按照主要受累的细胞系列可将急性白血病分为急性淋巴细胞白血病（acute lymphoblastic leukemia，ALL）和急性髓系白血病（acute myeloid leukemia，AML）。慢性白血病则分为慢性髓性白血病，常称为慢性粒细胞白血病（chronic myeloid leukemia，CML）、慢性淋巴细胞白血病（chronic lymphocytic leukemia，CLL）及少见类型的白血病。

不同类型白血病的发病率、病死率和地区、族群分布有明显差异。1982年，IARC根据十余个国家的登记，公布了白血病各亚型的年发病率：ALL（0.6~1.9）/10万，CLL（0.1~3.1）/10万，AML（0.7~3.1）/10万，CML（0.7~2.3）/10万。

北美肿瘤登记协会报道1997—2002年5年间美国根据人口学特征、不同亚型白血病的发病率，该调查覆盖61%的美国人口。白血病的诊断分类采用第三版的国际肿瘤性疾病分类（ICD-O-3，参考的是WHO分类），所有的发病率均采用根据2000年美国标准人群年龄校正后的发生率（以每10万人的发病率表示）。1997—2002年5年间调查人群共诊断白血病144559例，AL 66067例（占46%）、CL 71860例（占50%）。CLL 51874（占36%，第一位）、AML 41746例（占

29%，第二位）、ALL 19619 例（占 14%，居第三位）；CML 15686 例（占 11%，居第四位）。

我国 1986—1988 年由中国医学科学院血液学研究所杨崇礼牵头进行全国白血病流行病学调查，结果显示：白血病年发病率 2.71/10 万，标化率为 2.62/10 万 [95% CI 2.85~2.84/10 万]。其中 AML 发病率为 1.62/10 万，ALL 为 0.69/10 万，CML 为 0.36/10 万，CLL 为 0.05/10 万，特殊类型白血病为 0.03/10 万。在所有白血病中，AML 发病率最高，ALL 次之，CML 第三。各自构成比分别为 58.7%、25.0% 和 12.9%；CLL 及特殊类型白血病较少，占 3.4%。在 AML 各亚型之中，M2a、M3、M5 发病率较高，其 AML 之中的构成比分别为 25.2%、18.7% 和 23.2%。M1、M2b 次之，分别为 10.8% 和 10.5%。

目前，我国也采用和国际接轨的肿瘤登记模式。2012 年国家肿瘤登记中心（NCCR）的数据，共有 193 个癌症登记处（城市 74 个，农村 119 个），覆盖 198060406 人口（城市 100450109；农村 97610297）。白血病（C91-C95）发病率 5.68/10 万，中标率（中国标准人群年龄标化后的发病率）为 4.74/10 万，世标率（世界标准人群年龄标化后的发病率）4.90/10 万，占全部肿瘤的 2.02%，白血病发病率居所有肿瘤的第 13 位。城市的发生率为 6.19/10 万，农村为 5.11/10 万。

男性发病率（粗率）为 6.28/10 万，中标率为 5.30/10
万，世标率为 5.46/10 万；女性发病率（粗率）为 5.07/
10 万，中标率为 4.19/10 万，世标率为 4.36/10 万；男
性中标率为女性的 1.26 倍。

2012 年全国肿瘤登记地区白血病死亡率 4.05/10
万，中标率 3.14/10 万，世标率 3.16/10 万；居所有肿
瘤的第 9 位。男性死亡率 4.67/10 万，居各种肿瘤的第
7 位；女性 3.41/10 万，居各种肿瘤的第 10 位。城市白
血病死亡率 4.42/10 万，农村为 3.68/10 万。死亡率/发
病率=0.71（城市、农村均为 0.71）。

第二节　预防与筛查

1　预防

白血病的发生是多因素、多基因、多步骤、多阶
段的复杂生物学现象。随着现代分子生物学技术的发
展，白血病的病因学研究已从群体医学进入细胞生物
学和分子生物学水平。

研究发现，白血病的发生可能与诸多因素有关，
虽然迄今距离阐明白血病的确切病因仍相差甚远，但
总体认识到，与实体恶性肿瘤相仿，白血病是机体固
有的遗传基因特性与外界致病因素间相互作用的结
果。前者包括宿主自身因素如年龄、性别、种族和遗

传特性等，后者包括环境因素如物理因素、化学因素、病毒因素等。

应尽量避免接触危险因素：

（1）物理因素：避免接触过多放射线，从事放射工作的人员做好个人防护。

（2）化学因素：避免接触致癌物质（如苯等）。

（3）生物因素：防治感染，特别是病毒的感染。

（4）药物因素：勿滥用氯霉素、细胞毒类抗癌药、免疫抑制剂等药物。

（5）健康生活方式：保证睡眠充足，营养合理，多吃新鲜蔬菜水果，常做户外体育锻炼，注意保暖，戒烟限酒。

三级预防为康复预防，通常指对肿瘤患者经过各种方法治疗后进行康复治疗，减少并发症，防止致残率，提高生存率和生存质量，还包括对晚期患者实行止痛和临终关怀。对接受化疗、靶向药物治疗的患者应注意对脏器功能的影响，及时发现、及早干预。对接受异基因造血干细胞移植（allogeneic hematopoietic stem cell transplantation，allo-HSCT）后伴有慢性移植物抗宿主病（graft-versus-host disease，GVHD）影响功能的患者，应通过综合措施尽量促进功能恢复，从而提高生活质量。白血病的治疗往往周期长、需要患者密切合作，应及早进行心理干预减少心理问题发生。无论是单纯化疗，还是接受过HSCT的患者，生存仅是基本目标，回归社会才是最终目标。

2 筛查

急性白血病大多起病急骤，症状在几天或1~2周内出现，常以高热、进行性贫血、显著出血倾向或骨关节疼痛等为早期症状。起病缓慢的病例，则常以数周至数月的乏力、虚弱、苍白、劳动后气短、体重减轻、食欲不振或体内某处疼痛或肿胀等开始，乏力、虚弱可能由于贫血，或与白血病细胞代谢异常引起的血钙过高、过低或血镁过低等有关。体重减轻是因进食减少而代谢率增高所致。

慢性白血病病程较长，通常是在常规体检时发现血常规指标异常，如白细胞增高，或无意间触及肿大淋巴结或脾脏后就诊。大部分患者就诊时无症状，随疾病进展，可能逐渐出现消瘦等症状及正常血细胞减少和功能障碍、高代谢等疾病相关表现，如全身不适、头晕、乏力、瘀点、瘀斑、感染、盗汗、体重减轻、低热、心悸等。随疾病进展，可出现器官增大相关症状，由于淋巴结和脾脏肿大造成局部压迫，压迫部位不同会出现相应症状。如脾大会引起腹胀、左上腹沉重感或疼痛、食后饱胀等不适。

对白血病的早筛工作应重点注意科普宣传以便有

相关症状者能尽早就诊，另外定期进行包含血常规在内的常规查体对白血病的早筛也非常重要。

第三节　诊断

白血病的诊断主要是依赖骨髓涂片计数原始细胞比例。其分型早期主要依赖细胞形态学和细胞化学染色，目前白血病分型主要靠免疫表型。遗传学信息主要用于白血病的预后判断，但对伴有特定遗传学异常[如t（8；21）、inv（16）或t（15；17）]者，不论原始细胞比例如何，可直接诊断为AML。

白血病的诊断标准几经变迁，1976年，法、英、美3国7位学者共同研究了大量白血病的骨髓和外周血涂片，结合细胞化学染色，提出了白血病的FAB诊断分型标准，这一标准至今对AML的分型仍有影响。

FAB将原始细胞≥30%作为急性白血病的诊断标准，将白血病分为急性淋巴细胞白血病、急性髓细胞白血病、慢性淋巴细胞白血病和慢性粒细胞白血病四类。其中急性淋巴细胞白血病又分为L1、L2和L3三种亚型；急性髓细胞白血病分为M0-M7型；慢性淋巴细胞白血病分为慢性B和T细胞白血病。

随着研究深入，发现白血病具有异常的细胞膜和细胞质分子免疫标记，许多白血病类型还有特征性的染色体和分子遗传异常。将细胞免疫表型和细胞遗传学特征与细胞形态诊断结合起来，无疑会使白血病的诊断分型更加客观、科学、精确，更具可重复性。

为此，1985—1986年FAB协作组会同免疫学家和遗传学家共同制订了白血病新的形态学-免疫学-细胞遗传学（MIC）分型标准；后来又结合了分子遗传特征，形成了MICM诊断分型标准。经过多年的临床实践，认识到一种恶性疾病实体的定义不能仅依靠细胞形态、免疫表型和遗传特征，而应综合现在已知的所有疾病要素。

1997年WHO召集了130余位世界著名的临床血液学家和病理学家，借鉴淋巴瘤的REAL分型原则，综合病因、既往病史、细胞形态、免疫表型、遗传学特征及临床、治疗和预后特点，于2001年提出了包括白血病在内的血液和淋巴组织肿瘤新的诊断分型标准；经过多年实践，结合新的研究进展，2008年、2016年WHO对该标准又作了补充修订。总的来说，WHO诊断分型标准按细胞类型将血液和淋巴组织肿瘤分为三大类：髓系、淋系和组织细胞/树突细胞肿瘤，每一种类疾病又分若干亚型。

WHO分类方案与FAB两个最基本的区别：一是WHO分类综合白血病形态学、免疫表型、遗传学和患者临床特征作为分类诊断标准，尽可能使每一亚类成为具有不同实验、临床、预后特点的特定病种，而

FAB分类是简单的形态学分类；另一区别是WHO分类中诊断AML的血或骨髓原始细胞下限从FAB的30%，降为20%。随着近年二代测序应用，根据组学的研究结果提出了Ph样及早期前体T（ETP）急性淋巴细胞白血病。WHO2016年分型同样将这些新的亚型纳入WHO分型中。

未来随着组学更加普遍的应用，会有更多根据组学特征确立的疾病亚型出现。随着基因组学、蛋白质组学、代谢组学和生物信息学等技术迅速发展，也为免疫治疗与靶向药物提供了重要指导。现今，从整合医学的角度，开发疾病诊断、分型方法，完善疾病本身及并发症的治疗，从而改善生活质量，提高治疗效果。

由于不同类型白血病的诊断、治疗不同，本文就AML、ALL、CML、CLL四种最常见的白血病类型进行分节阐述。

— 第二章 ————

成人急性髓系白血病

第一节　成人急性髓系白血病的诊断

1　成人急性髓系白血病的诊断

急性髓系白血病（AML）的诊断标准参照 WHO 2016 造血和淋巴组织肿瘤分类标准，外周血或骨髓原始细胞≥20% 是诊断 AML 的必要条件。但当患者被证实有克隆性重现性细胞遗传学异常 t（8；21）（q22；q22）、inv（16）（p13；q22）或 t（16；16）（p13；q22）以及 t（15；17）（q22；q12）时，即使原始细胞<20%，也应诊断为 AML。

在接诊时，病史采集应包含年龄，既往病史及治疗情况，特别是血液病史或肿瘤史，有无重要脏器功能不全，有无髓外浸润，有无家族史，特别是血液病或肿瘤，有无遗传代谢病病史。疑诊白血病时，要进行检查并明确诊断分型，包括骨髓细胞形态学（细胞形态学、细胞化学、组织病理学），免疫分型，细胞遗传学（染色体核型），必要时荧光原位杂交（FISH），白血病相关融合基因、基因突变分子学检测。有可能接受异基因造血干细胞移植者行 HLA 配型。

2　AML 的预后和分层因素

2.1　AML 不良预后因素

年龄≥60 岁，有骨髓增生异常综合征（myelodys-plastic syndromes，MDS）或骨髓增殖性肿瘤（myelo-proliferative neoplasm，MPN）病史，治疗相关性/继发性 AML，高白细胞（≥100×10⁹/L），合并中枢神经系统白血病（central nervous system leukemia，CNS-L），合并髓外浸润（除外肝、脾、淋巴结受累）等。

2.2　细胞遗传学/分子遗传学指标危险度分级

根据初诊时 AML 细胞遗传学和分子遗传学异常行 AML 遗传学预后分组，具体分组见表 1-2-1。

表 1-2-1　AML 遗传学预后分组

预后等级	细胞遗传学	分子遗传学
预后良好	inv（16）（p13；q22）或 t（16；16）（p13；q22）t（8；21）（q22；q22）	NPM1 突变但不伴有 FLT3-ITD 突变，或者伴有低等位基因比 FLT3-ITD 突变ª CEBPA 双突变

预后等级	细胞遗传学	分子遗传学
预后中等	正常核型 t（9；11）（p22；q23） 其他异常	inv（16）（p13；q22）或 t（16；16）（p13；q22）伴有 C-kit 突变[b] t（8；21）（q22；q22）伴有 C-kit 突变[b] NPM1 突变伴有高等位基因比 FLT3-ITD 突变[a]
预后不良	单体核型 复杂核型（≥3种），不伴有 t（8；21）（q22；q22）、inv（16）（p13；q22）或 t（16；16）（p13；q22）或 t（15；17）（q22；q12） -5 -7 5q- -17或abn（17p） 11q23 染色体易位，除外 t（9；11） inv（3）（q21；q26.2）或 t（3；3）（q21q26.2） t（6；9）（p23；q34） t（9；22）（q34.1；q11.2） t（7；11）（p15；p15）	TP53 突变 RUNX1（AML1）突变[c] ASXL1 突变[c] 高等位基因比 FLT3-ITD 突变[a, c]

注：a.低等位基因比为<0.5，高等位基因比为≥0.5。如未行 FLT3 等位基因比检测，FLT3-ITD 阳性应按高等位基因比对待。
b.C-kit D816 对 t（8；21）（q22；q22）、inv（16）（p13；q22）或 t（16；16）（p13；q22）具有预后影响，其他突变位点对预后无影响，仍归入预后良好组。
c.这些异常如发生在预后良好组，不应作为不良预后标志。
单体核型：两个或以上常染色体单体，或一个常染色体单体合并至少一个染色体结构异常。

DNMT3a、RNA 剪接染色质修饰基因突变（SF3B1、U2AF1、SRSF2、ZRSR2、EZH2、BCOR、STAG2），这类基因突变在同时不伴有 t（8；21）（q22；q22）、inv（16）（p13q22）或 t（16；16）（p13；q22）或 t（15；17）（q22；q12）时，预后不良。但其循证医学证据级别不能等同于 TP53、ASXL1、RUNX1 等突变，暂不作为危险度分层依据。

3　复发难治性 AML（relapsed or refractory acute myeloid leukemia，R/R AML）的诊断

3.1　复发性 AML 诊断标准

完全缓解（CR）后外周血再现白血病细胞或骨髓中原始细胞≥0.050（除外巩固化疗后骨髓再生等其他原因）或髓外出现白血病细胞浸润。

3.2　难治性白血病诊断标准

经标准方案治疗 2 个疗程无效的初治病例；CR 后经巩固强化治疗，12 个月内复发者；12 个月后复发但经常规化疗无效者；2 次或多次复发者；AML 持续存在者。

第二节　成人急性髓系白血病及其并发症的治疗及护理

对于 AML（非 APL）均建议首选参加临床研究。若不能参加，按下述建议治疗。

1 初诊 AML（非 APL）的治疗

1.1 年龄<60 岁 AML 的治疗

（1）诱导缓解治疗

表 1-2-2 年龄<60 岁 AML 诱导治疗方案

化疗方案分类	
常规的诱导缓解方案	标准剂量阿糖胞苷（Ara-C）100~200mg/m²/d×7 天联合去甲氧柔红霉素（IDA）12mg/m²/d×3 天或柔红霉素（DNR）60~90mg/m²/d×3 天。
含中剂量 Ara-C 的诱导治疗方案	高三尖杉酯碱（HHT）2mg/m²/d×7 天，DNR40mg/m²/d×3 天，Ara-C 前 4 天为 100mg/m²/d，第 5、6、7 天为 1g/m²/q12h。
其他诱导方案	IA、DA、MA 及 HA+蒽环类药物组成的方案，如 HAA（HA+阿克拉霉素）、HAD（HA+DNR）等。

注：有严重并发症者，参照老年不耐受强烈化疗的治疗方案。

（2）诱导治疗后监测

①标准剂量 Ara-C 诱导后治疗监测：

表 1-2-3 停化疗后第 7~14 天复查骨髓

残留白血病细胞	治疗方案
残留白血病细胞≥10%	考虑双诱导治疗ª或等待观察
残留白血病细胞<10% 但无增生低下	可给予双诱导治疗ª或等待恢复
增生低下且残留白血病细胞<10%	等待恢复

注：a 标准剂量 Ara-C+蒽环或蒽醌类等药物（IDA 或 DNR、Mitox等）；含G-CSF的预激方案（如CAG方案：G-CSF+Ara-C+Acla）。

表1-2-4 停化疗后第21~28天（骨髓恢复）复查骨髓、血象

骨髓缓解情况	治疗方案
完全缓解	进入缓解后治疗
白血病细胞比例下降不足60%	按诱导失败对待
未取得完全缓解但白血病细胞比例下降超过60%	重复原方案一疗程；也可换二线方案
增生低下且残留白血病细胞<10%	等待恢复
增生低下且残留白血病细胞≥10%	考虑下一步治疗（参考双诱导治疗的方案或按诱导治疗失败患者的选择治疗方案）

②中大剂量Ara-C方案诱导后监测：

表1-2-5 停化疗后第21~28天（骨髓恢复）复查骨髓、血象

骨髓缓解情况	治疗方案
完全缓解	进入缓解后治疗
骨髓已恢复但未达到完全缓解标准	按诱导失败对待
增生低下且残留白血病细胞<10%	等待恢复
增生低下且残留白血病细胞≥10%	按治疗失败对待

（3）AML完全缓解后治疗的选择

表1-2-6 AML完全缓解后不同危险组治疗的选择

预后等级	完全缓解后治疗方案
预后良好组	多疗程的大剂量Ara-C[a]
	其他[b]

中国肿瘤整合诊治指南

预后等级	完全缓解后治疗方案
预后中等组	异基因造血干细胞移植[c]
	多疗程的大剂量Ara-C[a]
	自体造血干细胞移植[d]
	其他[b]
预后不良组	尽早行异基因造血干细胞移植[c]
	多疗程的大剂量Ara-C[a]
	其他[e]
无法进行危险度分层者	参考预后中等细胞遗传学或分子异常组患者治疗
	若诊断时白细胞数≥100×10⁹/L，则按预后不良组治疗

注：a 大剂量Ara-C（$3g/m^2/q12h$，6个剂量），3~4疗程，单药应用。

b 中大剂量Ara-C（$1~2g/m^2/q12h$，6个剂量）为基础的方案；2~3疗程中大剂量Ara-C为基础的方案巩固，继而行自体造血干细胞移植；标准剂量化疗（Ara-C联合蒽环/蒽醌类、HHT、鬼臼类等），总的缓解后化疗周期≥6疗程或标准剂量化疗巩固3~4疗程后行自体造血干细胞移植。

c 寻找供者期间行1~2疗程中大剂量Ara-C为基础的化疗或标准剂量化疗。异基因造血干细胞移植后视复发风险及造血重建状态，FLT3-ITD阳性患者可以选择FLT3抑制剂进行维持治疗，其他患者可以选择去甲基化药物维持治疗

d 2~3疗程中大剂量Ara-C为基础的巩固治疗后行自体造血干细胞移植。

e 2~3疗程的中大剂量Ara-C为基础的化疗，或标准剂量化疗巩固，继而行自体造血干细胞移植。

AML缓解后治疗方案的选择除根据上述的遗传学

危险度分组外，还要根据可检测残留病（Measurable residual disease，MRD）进行动态调整。对于MRD持续阳性，或MRD阴转阳，尤其是巩固治疗完成后MRD阳性者，虽然遗传学分层属预后中低危组，仍然建议行造血干细胞移植。MRD可采用多参数流式、PCR等检测。

1.2 年龄≥60岁AML的治疗

（1）年龄≥60岁AML的诱导治疗

表1-2-7 年龄≥60岁AML的诱导治疗选择

年龄		
年龄≥60~75岁（适合强化疗）	无不良预后因素	标准剂量化疗[a]
		低强度化疗[b]
	有不良预后因素	低强度化疗[b]
		标准剂量化疗[a]
年龄≥75岁或<75岁合并严重非血液学并发症或不适合强化疗	低强度化疗	
	支持治疗	

注：a标准剂量化疗：Ara-C（100mg/m^2/d×7天）联合IDA（10~12mg/m^2/d×3天）或DNR（45~60mg/m^2/d×3天）。
b低强度化疗：维奈克拉（100mg，d1，200mg，d2，400mg，d3~28）联合阿扎胞苷（75mg/m^2/d×7天）或地西他滨（20mg/m^2/d×5天）。伴有IDH1突变的患者，可以采用阿扎胞苷（75mg/m^2/d×7天）联合艾伏尼布（500mg，每天一次口服）。阿扎胞苷（75mg/m^2/d×7天）或地西他滨（20mg/m^2/d×5天）。小剂量化疗±G-CSF（如小剂量Ara-C为基础的方案——CAG、CHG、CMG等，C-阿糖胞苷、A-阿克拉霉素、H-高三尖杉酯碱、M-米托蒽醌）；阿扎胞苷或地西他滨联合小剂量化疗等。

（2）年龄≥60岁 AML 强诱导化疗后骨髓情况监测及对策

表 1-2-8　年龄≥60岁 AML 强诱导化疗后第 21~28 天复查骨髓、血象

骨髓缓解情况	治疗方案
完全缓解	进入缓解后治疗
白血病细胞比例下降不足60%	按诱导失败对待
白血病细胞比例下降超过60%但未达完全缓解	重复原方案一疗程或更换二线方案
增生低下且残留白血病细胞<10%	等待恢复
增生低下且残留白血病细胞≥10%	按治疗失败对待

（3）年龄≥60岁 AML 完全缓解（CR）后的治疗选择

经标准剂量诱导化疗达完全缓解的方案选择：

①标准剂量 Ara-C（75~100mg/m^2/d×5~7 天）为基础的方案巩固强化。可与蒽环或蒽醌类（IDA、DNR 或 Mitox 等）、HHT、鬼臼类等联合。总的缓解后化疗周期 4~6 疗程。

②年龄<70岁，一般状况良好、肾功能正常（肌酐清除率≥70mL/min）、预后良好核型或伴有良好分子遗传学异常的正常核型可接受 Ara-C 0.5~2g/m^2/ q12h× 4~6 个剂量，1~2 疗程。后改为标准剂量方案治疗，总的缓解后治疗周期 4~6 疗程。

③年龄<70岁，一般状况良好、重要脏器功能基

本正常、伴有预后不良因素、有合适供者的患者，可采用非清髓预处理的异基因造血干细胞移植治疗。

④去甲基化药物（如阿扎胞苷或地西他滨）治疗，直至疾病进展。

经过低强度诱导化疗达完全缓解：

对一些预后良好，达到完全缓解后，能耐受标准剂量化疗者，可按提供的治疗方案进行。也可继续前期的低强度治疗方案。

（4）维持治疗

经诱导和巩固治疗后，可用去甲基化药物（阿扎胞苷或地西他滨）维持治疗，至疾病进展。

2　急性早幼粒细胞白血病的治疗

近年，规范使用全反式维甲酸（all trans retinoic acid，ATRA）及砷剂治疗急性早幼粒细胞白血病（acute promyelocytic，APL），使之不用造血干细胞移植即可治愈。

表 1-2-9　APL 治疗选择

初诊 WBC≤10×10⁹/l		
ATRA+砷剂治疗方案	诱导治疗	ATRA联合三氧化二砷（简称亚砷酸）复方黄黛片直到完全缓解（CR）[a]
	巩固治疗	ATRA 7个疗程。亚砷酸或复方黄黛片4个疗程[b]

ATRA+砷剂治疗方案	维持治疗	每 3 个月为 1 个周期。第 1 个月：ATRA 2 周，间歇 2 周；第 2 个月和第 3 个月亚砷酸或复方黄黛片×2 周，间歇 2 周[a]，完成 3 个周期
ATRA+砷剂+其他化疗治疗方案	诱导治疗	同 ATRA+砷剂治疗方案中诱导治疗[a]；蒽环类或者蒽醌类药物控制白细胞增高
	巩固治疗	HA 方案、MA 方案、DA 方案、IA 方案[c]
	维持治疗	同 ATRA+砷剂治疗方案中维持治疗，完成 8 个周期
ATRA+其他化疗治疗方案（砷剂不耐受或无砷剂药品时）	诱导治疗	使用 ATRA 直到 CR，第 2、4、6、8 天联合 DNR 或 IDA[a]
	巩固治疗	ATRA 14d 联合 DNR 或 IDA 3d，间歇 28d，为 1 个疗程，共 2 个疗程[a]
	维持治疗	每 3 个月为 1 个周期：第 1~14 天 ATRA，第 15~90 天 6-巯基嘌呤（6-MP），每周 1 次甲氨蝶呤（MTX），共 11 次。共 8 个周期[a]
初诊 WBC>10 × 10^9/L		
ATRA+砷剂+化疗诱导、化疗巩固、ATRA/砷剂交替维持治疗	诱导治疗	使用 ATRA 联合亚砷酸或复方黄黛片直到 CR[a]，第 1~3 天联合 DNR 或 IDA[a]
	巩固治疗	HA 方案、MA 方案、DA 方案、IA 方案[c]
	维持治疗	同初诊 WBC≤10×10^9/L，ATRA+砷剂治疗方案中维持治疗，完成 8 个周期
ATRA+砷剂+化疗诱导、ATRA+砷剂巩固、ATRA/6-MP/MTX 维持治疗	诱导治疗	ATRA（第 1~36 天）+亚砷酸（第 9~36 天）+IDA（第 2、4、6、8 天）[a]
	巩固治疗	①ATRA（第 1~28 天）+亚砷酸（第 1~2 天）；②ATRA（第 1~7、15~21、29~35 天）+亚砷酸（第 1~5、8~12、15~19、22~26、29~33 天）
	维持治疗	同初诊 WBC≤10×10^9/L 中 ATRA+其他化疗治疗方案的维持治疗

注：a 药物剂量：ATRA 25mg/m²/d；三氧化二砷（简称亚砷酸）0.16mg/m²/d；复方黄黛片 60mg/m²/d；DNR 45mg/m²/d；IDA 8mg/m²/d；6-巯基嘌呤（6-MP）50~90mg/m²/d；甲氨蝶呤（MTX）5~15mg/m²/d。

b ATRA 25mg/m²/d×2周，间歇2周，为1个疗程。亚砷酸 0.16mg/m²/d 或者复方黄黛片 60mg/m²/d×4周，间歇4周，为1个疗程。

c HA 方案：第1~7天，高三尖杉酯碱（HHT）2g/m²；第1~5天，Ara-C 100mg/m²/d。MA 方案：第1~3天，米托蒽醌（MIT）6~8mg/m²/d；第1~5天，Ara-C 100mg/m²/d。DA 方案：第1~3天，柔红霉素（DNR）40mg/m²/d；第1~5天，Ara-C 100mg/m²/d。IA 方案：第1~3天，去甲氧柔红霉素（IDA）8mg/m²/d；第1~5天，Ara-C 100mg/m²/d。

3 复发难治 AML 的治疗

复发难治 AML 应重新进行染色体和分子遗传学检查（如二代测序、RNA 测序等），评估疾病状态，选择合适方案或临床试验。早期复发指缓解后 12 个月内复发者；晚期复发指缓解后 12 个月以上复发者。

表 1-2-10　复发难治 AML 的治疗原则

年龄		治疗建议
年龄<60岁	早期复发者	临床试验（强烈推荐）
		靶向药物治疗
		挽救化疗，获得 CR 后继之行同胞相合或无关供体 HSCT
		直接进行异基因造血干细胞移植
	晚期复发者	重复初始有效的诱导化疗方案，如达到再次缓解，考虑进行 allo-HSCT）
		临床试验

年龄 <60岁	晚期复发者	靶向药物治疗
		挽救化疗，CR后行同胞相合或无关供者HSCT
	难治性患者	处理同早期复发者
年龄≥ 60岁	早期复发者	临床试验（强烈推荐）
		新药（包括靶向药物与非靶向药物）治疗
		最佳支持治疗
		挽救化疗，CR后如体能状况好可以考虑allo-HSCT
	晚期复发者	临床试验（强烈推荐）
		重复初始有效的诱导化疗方案
		新药（包括靶向药物与非靶向药物）治疗
		挽救化疗，CR后如体能状况好可以考虑allo-HSCT
		最佳支持治疗（用于不能耐受或不愿意进一步治疗的患者）
	难治性患者	处理同早期复发者

表 1-2-11 复发难治 AML 的治疗方案

治疗方案		
靶向治疗±去甲基化药物	FLT3-ITD突变	吉瑞替尼[a]
		索拉菲尼+去甲基化药物（阿扎胞苷或地西他滨）[b]
	FLT3-TKD突变	吉瑞替尼[a]
	IDH1突变	艾伏尼布，可联合去甲基化药物[c]
	IDH2突变	恩西地平，可联合去甲基化药物[d]
联合化疗	强烈化疗方案（一般情况好，耐受性好者）	CLAG±IDA/Mitox方案[e]
		大剂量阿糖胞苷±蒽环类药物[f]
		FLAG±IDA方案[g]

治疗方案		
联合化疗	强烈化疗方案（一般情况好，耐受性好者）	HAA（HAD）方案[h]
		EA±Mitox 方案[i]
		CAG 方案[j]
联合化疗	非强烈化疗方案（体能状况差、耐受较差者）	去甲基化药物（阿扎胞苷，地西他滨）[k]
		小剂量 Ara-C[l]
		维奈克拉+去甲基化药物/小剂量 Ara-C[m]
异基因造血干细胞移植	条件许可应尽早、尽可能进行异基因造血干细胞移植	
免疫治疗	CAR-T等免疫治疗	

注：a 吉瑞替尼：治疗剂量为 120mg/天。吉瑞替尼的临床试验表明标准剂量初始诱导治疗一疗程未达 CR 患者，也从吉瑞替尼单药治疗中获益。因此，初始诱导治疗一疗程未达 CR 患者，也推荐吉瑞替尼的治疗。

b 索拉菲尼+去甲基化药物（阿扎胞苷或地西他滨）：索拉菲尼 200mg，Bid；阿扎胞苷 $75mg/m^2$，第 1~7 天；或地西他滨 $20mg/m^2$，第 1~5 天。

c 艾伏尼布 500mg qd，可联用去甲基化药物，去甲基化药物剂量及用法同上。

d 恩西地平 100mg qd，可联用去甲基化药物，去甲基化药物剂量及用法同上。

e CLAG±IDA/Mitox 方案：克拉屈滨（Cla）、阿糖胞苷（Ara-C）、G-CSF，加或不加去甲氧柔红霉素（IDA）/米托蒽醌（Mitox）；Cla $5mg/m^2$，d1~5；Ara-C $1~2g/m^2$，Cla 用后 4h 使用，d1~5，静脉滴注 3h，G-CSF $300\mu g/m^2$，d0~5（WBC>20×10^9/L 暂停）；IDA $10~12mg/m^2$，d1~3 或 Mitox $10~12mg/m^2$，d1~3。

f 大剂量阿糖胞苷±蒽环类药物；Ara-C $1~3g/m^2$，q12h，d1、3、5；联合 DNR $45mg/m^2$ 或 IDA $10mg/m^2$，d2、4、6 或 Ara-C（未曾用过大剂量 Ara-C 者可选择）$3g/m^2$，q12h，d1~3。

g FLAG±IDA 方案：氟达拉滨（Flu）、Ara-C、G-CSF±IDA；Flu $30mg/m^2$，d1~5；Ara-C $1~2g/m^2$，Flu 用后 4h 使用，d1~5，静滴 3h；G-CSF $300\mu g/m^2$，d0~5；IDA $10~12mg/m^2$，d1~3。

h HAA（HAD）方案：高三尖杉酯碱（HHT）、Ara-C，阿克拉霉素（Acla）或柔红霉素（DNR）：HHT $2mg/m^2$，d1~7（或 HHT $4mg/m^2$，分 2 次给予，d1~3）；Ara-C $100~200mg/m^2$，d1~7；Acla 20mg/d，d1~7（或 DNR $45mg/m^2/d$，d1~3）。

i EA±Mitox 方案：足叶乙甙（VP16）、Ara-C±Mitox；VP16 $100mg/m^2$，d1~5，Ara-C $100~150mg/m^2$，d1~7±Mitox $10mg/m^2$，d1~5。

j CAG 方案：Acla、Ara-C 加 G-CSF 方案；G-CSF $150U/m^2$，q12h，d0~14；Acla 20mg/d，d1~4；Ara-C $10mg/m^2$，皮下，q12h，d1~14。

k 去甲基化药物：阿扎胞苷 $75mg/m^2$，d1~7，28 天为一疗程，直至出现疾病恶化或严重不良反应；地西他滨 $20mg/m^2$，d1~5，28 天为一疗程，直至出现疾病恶化或严重不良反应。

l 小剂量 Ara-C；Ara-C $10mg/m^2$，皮下，q12h，d1~14。

m 维奈克拉+去甲基化药物/小剂量 Ara-C。

维奈克拉联合去甲基化药物：维奈克拉剂量为第 1 天 100mg，第 2 天 200mg，第 3 天开始每天 400mg 直至 28 天；去甲基化药物：阿扎胞苷 $75mg/m^2$，第 1~7 天；地西他滨 $25mg/m^2$，第 1~5 天；维奈克拉联合小剂量 Ara-C：维奈克拉剂量为第 1 天 100mg，第 2 天 200mg，第 3 天 400mg，第 4 天开始每天 600mg 直至 28 天；Ara-C $10mg/m^2$，皮下，q12h，d1~10。

4 AML 患者并发症的治疗

4.1 中枢神经系统白血病（CNSL）的治疗

AML 中 CNSL 发生率常不到 3%。NCCN 建议对初诊无CNS症状者不常规行腰穿。

表1-2-12 CNSL的治疗

有神经系统症状，行CT/MRI	无颅内/脊髓肿块，行腰穿	脑脊液正常者	观察
		脑脊液发现白血病细胞	鞘注化疗药物（2次/周）直至脑脊液正常，以后每周1次×4~6周
	有颅内/脊髓肿块或颅压增高	先行放疗；然后鞘注药物（2次/周）直至脑脊液正常，以后每周1次×4~6周	
无神经系统症状	CR1后腰穿发现白血病细胞	2次/周鞘注化疗药直至脑脊液正常，以后每周1次×4~6周。若接受HD-Ara-C治疗，治疗完成后复查脑脊液	
	CR1后腰穿正常	已达完全缓解者，行腰穿、鞘注，以进行CNSL筛查。无CNSL建议4次鞘注治疗	

4.2 AML心脏毒性的治疗

临床观察及研究显示蒽环类药物导致心脏毒性常呈进展性与不可逆性，且第1次使用蒽环类药物就可对心脏造成损伤，因此早期监测和提前预防尤为重要。

4.2.1 蒽环类药物心脏毒性分类

蒽环类心脏毒性按发病时间分为急性、慢性和迟发性。

表1-2-13 蒽环类药物心脏毒性分类

急性	给药后数小时或数天内发生，常表现心内传导紊乱和心律失常，极少数表现心包炎和急性左心衰
慢性	在化疗1年内发生，表现为左心室功能障碍，最终可致心衰
迟发性	化疗后数年发生，可表现心衰、心肌病及心律失常等

4.2.2　诊断

药物心脏毒性指具如下一项或多项，但不包含化疗药物使用早期发生的亚临床心血管损伤。

表 1-2-14　蒽环类药物心脏毒性表现

左心室射血分数（LVEF）降低的心肌病，表现整体功能降低或室间隔运动明显降低
充血性心衰（CHF）相关症状
CHF 相关体征，如第 3 心音奔马律、心动过速，或两者都有
LVEF 较基线降低至少 5% 至绝对值 <55%，伴 CHF 的症状或体征；或 LVEF 降低至少 10% 至绝对值 <55%，不伴有症状或体征

4.2.3　治疗

对症处理：心衰常规联用 3 种药物：血管紧张素转化酶抑制剂（ACEI）、血管紧张素受体拮抗剂（ARB）和 β-受体阻滞剂。

心脏保护剂：辅酶 Q10、左卡尼汀、N-乙酰半胱氨酸、抗氧化剂（维生素 C 和维生素 E 等）及其他铁螯合剂（如去铁敏和 EDTA）。

4.3　AML 粒缺发热的治疗

4.3.1　AML 粒缺发热的诊断

粒细胞缺乏：指外周血中性粒细胞绝对计数（ANC）<0.5×10⁹/L，严重粒缺指 ANC<0.1×10⁹/L。发热：指单次口温 ≥38.3℃（腋温 ≥38.0℃），或口温 ≥38.0℃（腋温 ≥37.7℃）持续超过 1h。

4.3.2　AML粒缺发热的治疗

尽快使用抗生素初始经验性治疗，原则是覆盖会迅速引起严重并发症或威胁生命的最常见和毒力较强的病原菌，同时必须考虑本区域、本院及本科感染的流行病学覆盖耐药菌，直至获得准确的病原学结果。革兰阴性菌是粒细胞缺乏中感染的主要原因。

对不明原因发热的粒缺抗生素经验性治疗后若ANC≥0.5×10⁹/L、稳定退热48h，可停用抗生素；若ANC持续<0.5×10⁹/L，抗生素可用至退热7d后停药。ANC仍<0.5×10⁹/L如已停用经验性抗生素，可加用氟喹诺酮类药物预防治疗。

4.4　预防AML乙型肝炎病毒的再激活

乙型肝炎病毒再激活在行常规化疗的实体瘤和血液恶性肿瘤中相当常见，并可构成严重并发症。

4.4.1　AML乙肝病毒再激活的高危因素

接受蒽环类药物治疗；接受激素治疗每日大于或相当于10~20mg强的松维持4周以上；接受单抗治疗，如：利妥昔单抗、阿托珠单抗、阿仑单抗等；有乳腺癌或淋巴瘤病史。

4.4.2　检查

完善血常规、生化检查以及HBsAg，anti-HBc，anti-HBs，HBV-DNA。

4.4.3 治疗

有乙肝病史者，在免疫抑制治疗同时，使用拉米夫定、恩替卡韦或核苷酸类似物进行抗病毒治疗。免疫抑制剂停药一年后可停止抗病毒治疗。定期检测HBV-DNA和ALT。

4.5 防治尿酸性肾病

化疗致白血病细胞破坏（特别是高白细胞患者），易致尿酸性肾病。注意水化碱化，可予别嘌醇抑制尿酸形成。

4.6 纠正出凝血障碍

严密监测白血病患者的出凝血时间，必要时补充凝血因子以纠正出凝血障碍。

5 AML患者的护理

化疗前向患者介绍AML的治疗方案、不良反应、常见并发症等。粒缺期病室内定期定时消毒，保持洁净，减少探视，必要时住层流病房。告知患者戴医用口罩，进食清洁，预防口腔及肛周感染。缓解期讲解预防复发的重要性。出院后，定期电话询问，了解心理状态。嘱少量多餐，进食清淡、易消化食物，确保蛋白质、维生素、能量摄入，多吃新鲜蔬菜和水果。禁吃油腻、生冷、辛辣的刺激性食物。预防感冒，保持心情舒畅，心理健康。

第三节　成人 AML 的随访

通过 RT-PCR、流式细胞术等对 MRD 的监测可提早预警复发，以及早采取有效措施。MRD 持续阴性有望获得长期无病生存甚至治愈，因此必须定期监测 MRD。推荐巩固治疗前、治疗后均应检测 MRD，巩固治疗结束后 2 年内应每 3 个月监测 1 次。

第三章

成人急性淋巴细胞白血病

第一节 成人ALL的诊断

临床接诊应注意病史询问（症状、既往病史、家族史等），认真体格检查、必要的理化检查；血常规、生化检查；相关脏器的功能检查。进行综合评估（表1-3-1、表1-3-2）。

ALL诊断应采用MICM（细胞形态学、免疫学、细胞遗传学和分子遗传学）诊断模式，诊断分型采用WHO 2016标准。最基本检查应包括细胞形态学、免疫表型，以保证ALL与AML等的鉴别；骨髓中原始/幼稚淋巴细胞比例≥20%才可诊断ALL（少数患者因发热、使用糖皮质激素可致原始细胞比例不足20%，需结合病史和其他检查鉴别诊断）。骨髓干抽者可考虑外周血、骨髓活检（应进行免疫组化检查）。为准确判断肿瘤负荷，可酌情考虑相关检查（B超、CT等）。病史采集和实验室检查同AML。

免疫分型应采用多参数流式细胞术，最低诊断分型可参考 EGIL 标准（表 1-3-1）。同时，除外系列不清的急性白血病（尤其是混合表型急性白血病，建议参照 WHO 2008/2016 造血及淋巴组织肿瘤分类）（表 1-3-2，可同时参考欧洲白血病免疫分型协作组（EGIL）标准（表 1-3-3）。

表 1-3-1 急性淋巴细胞白血病（ALL）的免疫学分型（EGIL，1995）

亚型	免疫学标准
B 系 ALL[a]	CD19、CD79a、CD22 至少两个阳性
早期前 B-ALL（B-Ⅰ）	无其他 B 细胞分化抗原表达
普通型 ALL（B-Ⅱ）	$CD10^+$
前 B-ALL（B-Ⅲ）	胞质 IgM^+
成熟 B-ALL（B-Ⅳ）	胞质或膜 κ 或 $λ^+$
T 系 ALL[b]	胞质/膜 $CD3^+$
早期前 T-ALL（T-Ⅰ）	$CD7^+$
前 T-ALL（T-Ⅱ）	$CD2^+$ 和（或）$CD5^+$ 和（或）$CD8^+$
皮质 T-ALL（T-Ⅲ）	$CD1a^+$
成熟 T-ALL（T-Ⅳ）	膜 $CD3^+$，$CD1a^-$
$α/β^+$T-ALL（A 组）[c]	抗 $TCRα/β^+$
$γ/δ^+$T-ALL（B 组）[c]	抗 $TCRγ/δ^+$
伴髓系抗原表达的 ALL（My^+ALL）	表达 1 或 2 个髓系标志，但又不满足杂合性急性白血病的诊断标准

注：a 绝大多数 B-ALL 患者 TdT 和 HLA-DR 阳性（B-Ⅳ除外，TdT 多为阴性）；
b 绝大多数 T-ALL 患者 TdT 阳性，HLA-DR、CD34 为阴性（但不为诊断分类必需）；
c 是 T-ALL 中根据膜表面 T 细胞受体（TCR）表达情况进行的分组。

表1-3-2　WHO2008/2016分类标准对系列诊断的要求

系列	诊断要求
髓系	髓过氧化物酶阳性（流式细胞术、免疫组化或细胞化学）或单核细胞分化（至少具备以下两条：NSE、CD11c、CD14、CD64、溶菌酶）
T细胞系	胞质CD3（CyCD3，流式细胞术或免疫组化）强表达或膜CD3阳性（混合表型急性白血病中少见）
B细胞系（需多种抗原）	CD19强表达，CD79a、CyCD22、CD10至少一种强阳性。或CD19弱表达，CD79a、CyCD22、CD10至少两种强阳性

表1-3-3　EGIL急性混合型白血病的诊断积分系统EGIL，1998)

积分	B细胞系	T细胞系	髓系	备注
2	CD79a	Cy/mCD3	MPO	每一系列2分才可以诊断
	CyIgM、CyCD22	抗TCRα/β、抗TCRγ/δ		
1	CD19	CD2	CD117	
	CD20	CD5	CD13	
	CD10	CD8	CD33	
		CD10	CDw65	
0.5	TdT	TdT	CD14	
	CD24	CD7	CD15	
		CD1a	CD64	

　　为保证诊断分型的准确性及预后判断合理可靠，应常规进行遗传学检查，包括染色体核型分析及必要的荧光原位杂交（FISH）检查，如MLL、CRLF2、JAK2等基因重排和TP53基因缺失。开展相关的分子学检测（融合基因筛查、BCR-ABL1样ALL的筛查，有条

件可考虑转录组测序），以满足ALL精准分型；建议开展二代测序技术（NGS）检测基因突变和基因拷贝数变异（如IKZF1和CDKN2A/B缺失等），为诊断分型、预后判断、靶向治疗提供依据。预后分组可参考NCCN 2021细胞遗传学预后分组和Gökbuget等（主要的非遗传学因素）建议的危险度分组标准（表1-3-4，表1-3-5）。

ALL确诊后，应据具体分型、预后分组，采用规范化分层治疗策略，以获最佳疗效。

表1-3-4　成人急性B淋巴细胞白血病的细胞遗传学预后分组（NCCN 2021）

组别	标准
预后良好组	高超二倍体（51~65条染色体；4、10、17三体预后最好）
	t（12；21）（p13；q22）或TEL-AML1
预后不良组	低二倍体（44条染色体）
	KMT2A重排：t（4；11）或其他
	t（v；14q32）/IgH
	t（9；22）（q34；q11.2）或BCR-ABL1[a]
	复杂染色体异常（≥5种染色体异常）
	BCR-ABL1样（Ph样）ALL 　JAK-STAT（CRLF2r，EPORr，JAK1 / 2 / 3r，TYK2r；SH2B3，IL7R，JAK1/2/3突变） 　ABL同源激酶重排阳性（如ABL1，ABL2，PDG-FRA，PDGFRB，FGFR等） 　其他（NTRKr，FLT3r，LYNr，PTL2Br）
	21号染色体内部扩增（iAMP21-ALL）
	t（17；19）：TCF3-HLF融合基因阳性
	IKZF1改变

注：a随着酪氨酸激酶抑制剂的应用Ph阳性ALL的预后逐渐改善。

表 1-3-5　成人急性淋巴细胞白血病（ALL）预后危险度
分组（非遗传学因素）

	因素	预后好	预后差	
			B-ALL	T-ALL
诊断时	WBC（×10⁹/L）	<30	>30	>100
	免疫表型	胸腺T	Pro-B（CD10⁻）	Early-T（CD1a⁻，sCD3⁻）
			Pre-B（CD10⁻）	成熟 T（CD1a⁻，sCD3⁺）
治疗个体反应	达CR的时间	早期	较晚（>3~4周）	
	CR后MRD	阴性/<10⁻⁴	阳性/≥10⁻⁴	
	年龄	<35岁	≥35岁	
其他因素	依从性、耐受性等			
	多药耐药基因过表达、药物代谢相关基因的多态性等			

注：CR：完全缓解。
MRD：微小残留病。ETP-ALL为预后较差的类型，因文章发表年代早，此表未包括这一类型（引自 Gökbuget N. Sem Hematol，2009，46：64）。

第二节　WHO 2016 关于前体淋巴细胞肿瘤分类

1　B淋巴母细胞白血病/淋巴瘤（B-ALL/LBL）

（1）B淋巴母细胞白血病/淋巴瘤非特指型（NOS）

（2）伴重现性遗传学异常的B淋巴母细胞白血病/淋巴瘤

包括：•伴 t（9；22）（q34.1；q11.2）；BCR-ABL1 的 B 淋巴母细胞白血病/淋巴瘤

•伴 t（v；11q23.3）；KMT2A 重排的 B 淋巴母细胞白血病/淋巴瘤

•伴 t（12；21）（p13.2；q22.1）；ETV6-RUNX1 的 B 淋巴母细胞白血病/淋巴瘤

•伴超二倍体的 B 淋巴母细胞白血病/淋巴瘤

•伴亚二倍体的 B 淋巴母细胞白血病/淋巴瘤

•伴 t（5；14）（q31.1；q32.3）；IL3-IGH 的 B 淋巴母细胞白血病/淋巴瘤

•伴 t（1；19）（q23；p13.3）；TCF3-PBX1 的 B 淋巴母细胞白血病/淋巴瘤

1.3 建议分类

（1）BCR-ABL1 样 B 淋巴母细胞白血病/淋巴瘤（BCR-ABL1-like ALL）

与 BCR/ABL1 阳性（Ph 阳性）ALL 具有相似基因表达谱。共同特征是涉及其他酪氨酸激酶的易位、CRLF2 易位。还包括 EPOR（EPO 受体）截短重排、激活等少见情况。CRLF2 易位常与 JAK 基因突变有关。涉及酪氨酸激酶突变的易位可累及 ABL1（伙伴基因并非 BCR）、ABL2、PDGFRB、NTRK3、TYK2、CSF1R、JAK2 等，形成多种融合基因。IKZF1 和 CDKN2A/B 缺失发生率较高。BCR-ABL1 样 ALL 的筛查流程建议见图 1-3-1。

（2）伴 iAMP21（intrachromosomal amplification of chromosome 21）的 B 淋巴母细胞白血病/淋巴瘤

第 21 号染色体部分扩增，采用 RUNX1 探针，FISH 方法可发现 5 个或 5 个以上的基因拷贝（或中期分裂细胞的一条染色体上有 ≥3 拷贝）。占儿童 ALL 的 2%，成人少见。白细胞计数低。预后差，建议强化疗。

2 T 淋巴母细胞白血病/淋巴瘤（T-ALL/LBL）

2.1 根据抗原表达分为不同阶段

早期前-T、前-T、皮质-T、髓质-T。

2.2 建议分类

早期 T 前体淋巴母细胞白血病（Early T-cell precursor lymphoblastic leukemia，ETP-ALL）CD7 阳性，CD1a 和 CD8 阴性。cCD3 阳性（膜 CD3 阳性罕见），CD2 和/或 CD4 可以阳性。CD5 一般阴性，或阳性率 < 75%。髓系/干细胞抗原 CD34、CD117、HLA-DR、CD13、CD33、CD11b 或 CD65 一个或多个阳性；MPO 阴性。常伴有髓系白血病相关基因突变：FLT3、NRAS/KRAS、DNMT3A、IDH1 和 IDH2 等。T-ALL 常见的突变，如 NOTCH1、CDKN1/2 不常见。

第三节 成人 ALL 的治疗

ALL 的治疗按作用机制大致可分为：①传统的细

胞毒化疗；②造血干细胞移植；③分子靶向治疗；④免疫治疗。

ALL化疗方案是多药联合方案，需要持续的、长时间的用药，大部分成人ALL仍需造血干细胞移植获得治愈。患者一经确诊应尽快开始治疗，并根据疾病分型采用合适治疗方案。

ALL治疗分为诱导治疗（部分病例需要预治疗）、缓解后的巩固强化治疗、维持治疗等几个阶段及髓外白血病（主要是CNSL）的预防和治疗。

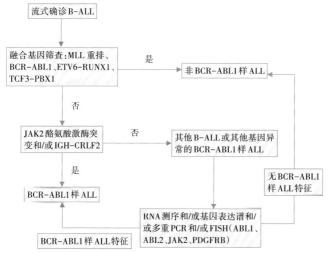

图1-3-1　BCR-ABL1样ALL的筛查流程图（Herold T. Curr Oncol Rep，2017，19：31）

注：临床一般采用"急性淋巴细胞白血病（ALL）"替代"淋巴母细胞白血病"。KMT2A=MLL，ETV6-RUNX1=TEL-AML1，TCF3-PBX1=E2A-PBX1。

1 Ph⁻-ALL 的治疗

1.1 诱导治疗

1.1.1 治疗选择

年轻成人和青少年（<40岁，AYA）：①临床试验；②儿童特点联合化疗方案（优先选择）；③多药联合化疗方案（如VDP/VDCLP/Hyper-CVAD方案）。

成年患者（≥40岁）：①<60岁，可入组临床试验，或用多药联合化疗（如VDP/VDCLP/Hyper-CVAD方案）；②≥60岁，可入组临床试验，或用多药化疗（如VDP/VP方案）诱导。

临床试验：如常规、前瞻性系统治疗方案；CD20阳性的B-ALL可用化疗联合抗CD20单抗方案；其他有科学依据的探索性研究方案等。

1.1.2 治疗方案

一般以4周方案为基础。年轻成人和非老年ALL至少应予长春新碱（VCR）或长春地辛、蒽环/蒽醌类药物（如柔红霉素-DNR、去甲氧柔红霉素-IDA、阿霉素、米托蒽醌等）、糖皮质激素（如泼尼松、地塞米松等）为基础的方案（如VDP、VIP）诱导治疗。

推荐采用VDP联合门冬酰胺酶（ASP：大肠杆菌或欧文氏菌来源，或培门冬酰胺酶）（可再联合环磷酰胺）组成的VD（C）LP方案，鼓励开展临床研究。

也可用Hyper-CVAD方案。

蒽环/蒽醌类药物：连用（连续2~3天，第1、3周；或仅第1周用药）；或每周用药一次（每周第一天）。参考剂量：DNR 30~45mg/m²/d、IDA 6~10mg/m²/d、米托蒽醌（Mitox）6~10mg/m²/d。

儿童样方案：重点是化疗强度和周期的加强以及门冬酰胺酶足量使用。

VDCLP方案：长春新碱（VCR）1.5mg/m²/d，最大不超过2mg/每次，第1、8、15、22天（可根据个体情况以长春地辛4mg/次取代VCR）；柔红霉素（DNR）30~45mg/m²/d，第1~3天或去甲氧柔红霉素（IDA）6~10mg/m²/d，第1~3天，第15~16天（依照第14天骨髓及临床情况调整）；环磷酰胺（CTX）750mg/m²/d第1天，第15天（美斯钠解救）；L-门冬酰胺酶（L-ASP）6000IU/m²/d，第5、7、9、11、13、15、17、19、21、23天；强的松（Pred）1mg/kg/d，第1~14、0.5mg/kg/d第15~28天。

VDP/VDLP/VP方案分别在VDCLP基础上减去相应药物。

Hyper-CVAD/MA方案：分A、B两个阶段。

A方案（Hyper-CVAD）第1、3、5、7疗程

CTX 300 mg/m²，静滴，q12h，第1、2、3天

VCR 2mg，静滴，第4、11天

阿霉素（ADM）50mg/m²，静滴，第4天

地塞米松（DEX）40mg/d，静滴或口服，第1~4，11~14天

甲氨蝶呤（MTX）12mg，鞘内注射，第2天

阿糖胞苷（Ara-C）70mg，鞘内注射，第7天。

B方案（MA）第2、4、6、8疗程

MTX 1g/m²/d，持续静滴24小时，第1天

四氢叶酸钙：25mg/m²，静滴，q6h，MTX用药后12小时开始解救

Ara-C 3g/m²，持续静滴2小时，q12h，第2、3天

利妥昔单抗联合方案：白血病细胞如表达CD20，可联合利妥昔抗体，375mg/m²，静滴，于化疗方案前1天。

1.1.3 注意事项

（1）预治疗：WBC≥30×10⁹/L，或肝脾、淋巴结肿大明显；或有发生肿瘤溶解特征（生化检查等结果）进行预治疗，以防肿瘤溶解综合征发生。

预治疗方案：糖皮质激素（如泼尼松或地塞米松等，按泼尼松1mg/kg/d口服或静脉用，连续3~5天）。可联用环磷酰胺（CTX）（200mg/m²/d，静滴，连续3~5天）。

（2）单次应用CTX剂量较大时（超过1g）可以予美司钠解救。

（3）诱导治疗第14天复查骨髓，据骨髓（增生程度、原始细胞比例等）、血常规及并发症调整第3周的治疗（是否需续用DNR和CTX）。

一般于诱导治疗第28（+7）天评估疗效，包括骨髓形态学和MRD水平，未能达CR/CRi的患者进入挽救治疗。

（4）尽早开始腰穿、鞘注，预防CNSL，在血小板计数安全、外周血无原始细胞时进行。

（5）60岁以上老年ALL根据体能状态可用长春碱类、糖皮质激素，或长春碱类、糖皮质激素联合巯嘌呤、甲氨蝶呤（POMP）的低强度治疗方案。也可用长春碱类、蒽环类药物、CTX、ASP、糖皮质激素等药物的多药化疗方案（中高强度治疗），酌情调整药物剂量。体能状态较差、伴严重感染（不适合常规治疗）的非老年ALL也可用低强度治疗方案，情况好转后再调整。

1.2 完全缓解后的治疗

1.2.1 治疗选择

年轻成人和青少年患者：①继续多药联合化疗（尤其是MRD阴性者）；或②allo-HSCT（诊断时高白细胞计数、伴预后不良遗传学异常的B-ALL，T-ALL）。

成年患者：①<60岁，继续多药联合化疗（尤其

是MRD阴性者）；或考虑allo-HSCT（尤其是诊断时高白细胞计数、伴预后不良遗传学异常的B-ALL，T-ALL）。②≥60岁体能状态好可用多药联合化疗，伴不良预后因素者可考虑减低剂量预处理的allo-HSCT；不适合强化疗者（高龄、体能状态较差、严重脏器并发症等）可考虑低强度化疗。

各年龄组诱导缓解后MRD阳性的B-ALL可用CD19/CD3双抗（Blinatumomab，贝林妥欧单抗）清除残留病细胞后行allo-SCT，或直接行allo-HSCT。

1.2.2 治疗方案

缓解后强巩固治疗可清除残存白血病细胞，但在不同研究组、不同人群疗效不同。一般给予多疗程治疗，药物组合包括诱导治疗使用的药物（如长春碱类药物、蒽环类药物、糖皮质激素等）、甲氨喋呤（MTX）、阿糖胞苷（Ara-C）、巯嘌呤（6-MP）、ASP等。缓解后治疗可用1~2个疗程再诱导方案（如VDLP方案），MTX和Ara-C为基础的方案各2~4个疗程。

在整个治疗过程中应参考儿童ALL方案的设计，强调非骨髓抑制性药物的应用（包括糖皮质激素、长春碱类、ASP）。

（1）一般应含有MTX方案：主要为大剂量MTX（HD-MTX）1~5.0g/m^2（成人B-ALL通常3g/m^2，T-ALL可以5g/m^2）。应用HD-MTX应行血清MTX浓度监

测，甲酰四氢叶酸钙的解救治疗至血清MTX<0.1μmol/L（或低于0.25μmol/L，可根据本单位界值决定）时结合临床症状停止解救，不能及时获取MTX浓度，应关注血清肌酐变化和黏膜损伤情况。

（2）含Ara-C为基础的方案。Ara-C可选标准剂量、分段应用（如CTX、Ara-C、6-MP为基础的CAM方案），或中大剂量Ara-C为基础的方案（如Hyper-CVAD/MA方案中的MA，见诱导治疗）。

CAMLV方案：

CTX　1000mg/m²/d（≥55岁者750mg/m²/d），第1天

Ara-C 75mg/m²/d，q12h，第1~3、8~10天

6-MP 60mg/m²/晚，第1~14天

VCR 1.5mg/m²（最大2mg），第1、8天

L-ASP 6000IU/m²/d，第3、5、7、9、11、13天

（3）继续用L-ASP，与其他药物（如MTX、Ara-C等）联用。

（4）缓解后6个月左右参考诱导治疗方案（VDLD）予再诱导强化1次。

VDLD方案：

VCR 1.5mg/m²（最大2mg），第1、8、15天

DNR 40mg/m²/d，第1、8、15天

L-ASP 6000IU/m²/d，第5、7、9、11、13、15、17、19天

Dex 8mg/m²/d（≥55y，6mg/m²/d），静滴或口服，第1~7，15~21天

（5）干细胞移植：考虑allo-HSCT应在一定巩固强化治疗后尽快移植。无合适供体的预后不良（尤其是MRD持续阴性者）、预后良好（MRD阴性者）者考虑在充分巩固强化治疗后进行Auto-HSCT，其后应继续予一定维持治疗。无移植条件患者、持续属于预后良好者可按计划巩固强化治疗。

（6）老年患者可适当调整治疗强度（如降低阿糖胞苷、MTX、门冬酰胺酶等的用量）。

1.2.3 注意事项

为减少复发、提高生存率，诱导治疗结束后应尽快开始缓解后的巩固强化治疗（诱导缓解治疗和缓解后治疗不要有过长的间歇期）。应根据危险度分组情况和MRD水平判断（详见MRD监测部分）是否需行allo-HSCT，并积极寻找供体。

1.3 维持治疗

ALL强调维持治疗：6-MP 60~75mg/m²每日一次，MTX 15~20mg/m²每周1次。

注意事项：①6-MP晚上用药效果较好。可用硫鸟嘌呤（6-TG）替代6-MP。维持治疗期间应注意监测血常规和肝功能，调整用药剂量。②维持治疗既可在完成巩固强化治疗后单独连续使用，也可与强化巩固方案交

替序贯进行。③自取得CR后总治疗周期至少2年。

1.4 特殊类型ALL的治疗

（1）ETP-ALL的治疗

目前经验证明采用ALL传统诱导治疗方案（如VDCLP等）治疗ETP-ALL的完全缓解率低、缓解质量差（MRD偏高）；单纯化疗的长生存率低。诱导治疗疗效不理想者应及时调整含阿糖胞苷的方案治疗（或其他试验性研究方案），取得CR后尽快行allo-HSCT。

（2）BCR-ABL1样ALL的治疗

BCR-ABL1样ALL的重要特点是存在涉及BCR-ABL1外的其他酪氨酸激酶的易位（形成多种融合基因）、CRLF2易位和/或JAK-STAT信号通路基因突变。可根据不同分子学特点联合相应靶向药物治疗，如涉及ABL系列融合基因可联用达沙替尼等酪氨酸激酶抑制剂（TKIs）；涉及JAK2家族或JAK-STAT通路异常可联用JAK2抑制剂芦可替尼（ruxolitinib）。用药方法可参考Ph+-ALL中TKIs的使用方法。BCR-ABL1样ALL预后较差，应及早行allo-HSCT。

2 Ph+-ALL的治疗

2.1 诱导治疗

2.1.1 治疗选择

非老年（<60岁，包括<40岁和≥40岁）Ph+-ALL：

①临床试验；②中高强度治疗：多药化疗（如 VDCP/VDP/Hyper-CVAD 方案）+TKIs 治疗；③低强度治疗：TKIs+糖皮质激素±长春碱类（如 VP 方案）。TKIs 优先推荐持续应用，至维持治疗结束。

老年（≥60岁）Ph⁺-ALL：①临床试验；②低强度治疗：TKIs+糖皮质激素±长春碱类（如 VP 方案）；③中高强度治疗：多药化疗（如 VDCP/VDP/Hyper-CVAD 方案）+TKIs 治疗。TKIs 优先推荐持续应用，至维持治疗结束。

2.1.2 治疗方案

（1）60 岁以下非老年 Ph⁺-ALL 诱导化疗与 Ph⁻-ALL 一样，建议予 VCR 或长春地辛、蒽环/蒽醌类药物、糖皮质激素为基础的方案（如 VDP）诱导治疗，可以联用 CTX（组成 VDCP 方案）剂量见 Ph⁻-ALL 治疗方案；鼓励临床研究。

一旦融合基因筛查（PCR 方法）或染色体核型/荧光原位杂交（FISH）证实为 Ph/BCR-ABL1 阳性 ALL（应明确转录本类型——P^{210}、P^{190} 或少见类型转录本）则进入 Ph⁺-ALL 治疗流程，不再应用 ASP。自确诊之日起即加用（或根据方案设计尽早开始）TKIs，推荐药物及剂量：达沙替尼 100~140mg/d、伊马替尼 400~800mg/d 等；优先推荐 TKIs 持续应用。对粒缺（尤其是中性粒细胞绝对值<0.2×10⁹/L）持续时间较长（超过

1周）、出现感染发热等并发症时，可临时停用TKIs，以减少感染风险。

（2）60岁以上老年Ph⁺-ALL诱导化疗以TKIs为基础，剂量同非老年患者，优先推荐TKIs持续应用。化疗参考老年Ph⁻-ALL。

2.1.3 注意事项

诱导治疗第14天复查骨髓，根据骨髓（造血恢复和原始细胞比例）和血常规调整第3周治疗。诱导治疗第28（+7）天评估疗效，复查骨髓形态学、细胞遗传学（诊断时有异常者）、BCR-ABL1融合基因定量及流式MRD。有干细胞移植条件者行HLA配型、积极寻找供体。

诱导治疗也可在保证TKI用药前提下适当降低化疗强度（如采用长春碱类药物、糖皮质激素联合TKI的方案），以保证安全。尽早开始腰穿、鞘注。

2.2 完全缓解后的治疗

Ph⁺-ALL的缓解后治疗原则上参考一般Ph⁻-ALL的治疗（但可不再用门冬酰胺酶），应保证TKIs的用药（TKIs优先推荐持续应用，至维持治疗结束）；无条件应用TKIs或多种TKIs不耐受者按一般Ph⁻-ALL方案治疗。非老年Ph⁺-ALL的缓解后化疗强度应有一定保证（基本同Ph⁻-ALL）；老年Ph⁺-ALL缓解后可继续TKIs+糖皮质激素，身体条件允许也可用TKIs+化疗巩固。

（1）有合适供体建议 allo-HSCT，合并其他不良预后因素者优先选择 allo-HSCT（如出现 ABL1 激酶突变、流式 MRD 持续阳性或融合基因定量持续达不到主要分子学缓解、MRD 指标呈上升趋势）。移植后继续用 TKIs 维持治疗（使用时间为 1~2 年）。

MRD 阳性的 Ph^+- ALL 可采用 CD19/CD3 双抗（Blinatumomab，贝林妥欧单抗）±TKIs 清除残留病细胞后行 allo-HSCT，或直接行 allo-HSCT；也可以进行探索性研究。

（2）无合适供体，按计划继续多药化疗+TKIs 治疗，方案按 Ph^--ALL。BCR-ABL1 融合基因转阴，尤其是 3~6 月内转阴者，可考虑 Auto-HSCT，移植后予 TKIs 维持治疗。

（3）治疗过程中定期监测 BCR-ABL1 融合基因水平（推荐定量检测）和流式 MRD，MRD 出现波动者应及时行 allo-HSCT。

2.3 维持治疗

（1）可用 TKIs 治疗者，采用 TKI 为基础的维持治疗（可联合 VCR、糖皮质激素，或 6-MP 和 MTX；或干扰素），至 CR 后至少 2 年。

（2）不能坚持 TKIs 治疗者，用干扰素（可以联合 VCR、糖皮质激素）维持治疗，300 万单位/次，1 次/

隔日，缓解后至少治疗 2 年。或参考 Ph⁻-ALL 进行维持治疗。

3 中枢神经系统白血病的诊断、预防和治疗

CNSL 是急性白血病（尤其是 ALL）复发的主要根源之一，严重影响 ALL 疗效。诊断时有神经系统症状者应先进行头颅 CT 或 MRI，排除出血或占位后再考虑腰穿，无神经系统症状者按计划进行 CNSL 预防。有条件的机构应尽可能用流式细胞术行脑脊液检测。

3.1 中枢神经系统白血病状态分类

CNS-1：白细胞分类无原始淋巴细胞（不考虑脑脊液白细胞计数）。

CNS-2：脑脊液白细胞计数<5 个/μl，可见原始淋巴细胞。

CNS-3：脑脊液白细胞计数≥5 个/μl，可见原始淋巴细胞。

3.2 CNSL 诊断标准

CNSL 尚无统一诊断标准。1985 年讨论 ALL 预后差的危险因素时，提出：脑脊液白细胞计数≥0.005×10⁹/L（5 个/μl），离心标本证明细胞为原始细胞者，即可诊断 CNSL。

流式细胞仪检测脑脊液对 CNSL 的诊断意义尚无一致意见，出现阳性应按 CNSL 对待。

3.3 CNSL 的预防

任何类型的成人 ALL 均应强调 CNSL 的早期预防。措施包括：①鞘内化疗；②放疗；③大剂量全身化疗；④多种措施联用。

（1）鞘内化疗

是预防 CNSL 的主要措施。诱导治疗中无中枢神经系统症状者可在血细胞计数安全水平后行腰穿、鞘注。鞘注主要用药包括：地塞米松、MTX、Ara-C。常用剂量为 MTX 10~15mg/次、Ara-C 30~50mg/次、地塞米松 5~10mg/次三联（或两联）用药。

巩固强化治疗中也应积极的 CNSL 预防，主要是腰穿、鞘注（鞘注次数一般应达 6 次以上，高危者可达 12 次以上），鞘注频率一般不超过 2 次/周。

（2）预防性头颅放疗

预防性头颅放疗目前已较少采用，18 岁以上高危患者或 40 岁以上（不考虑干细胞移植）患者可考虑，放疗一般在缓解后的巩固化疗期或维持治疗时进行。预防性照射部位一般为单纯头颅，总剂量 1800~2000cGy，分次完成。

3.4 CNSL 的治疗

确诊 CNSL 的 ALL，尤其是症状和体征明显者，建议先行腰穿、鞘注，2 次/周，直至脑脊液正常；以后每周 1 次×4~6 周。也可在鞘注化疗至脑脊液白细胞数正常、症状体征好转后再行放疗（头颅+脊髓放疗）。建议剂量头颅2000~2400cGy、脊髓1800~2000cGy，分次完成。进行过预防性头颅放疗的患者原则上不进行二次放疗。

4 难治复发 ALL 的治疗

4.1 难治复发 Ph⁻-ALL

难治复发 Ph⁻-ALL 的治疗目前无统一意见，可选择的方案如下：

（1）临床试验：如新药临床试验，各种靶点的 CAR-T 细胞治疗（如靶向 CD19、CD22、CD20 的单靶点或双靶点 CAR-T 细胞治疗 B-ALL，靶向 CD7 的 CAR-T 细胞治疗 T-ALL 等）及研究者发起的临床研究（如 CD38 单抗治疗 CD38 阳性的 ALL、西达本胺为基础的 T-ALL 方案，BCL-2 抑制剂的应用等）等。

（2）难治复发 B-ALL 可考虑 CD19/CD3 双抗（Blinatumomab，贝林妥欧单抗）、CD22 抗体偶联药物（InO）为基础的挽救治疗。

（3）CD20 阳性 B-ALL 可联合 CD20 单抗（利妥昔单抗）治疗。

（4）强化的 Hyper-CVAD 方案。

（5）中大剂量 Ara-C 为主的联合化疗方案（如氟达拉滨联合 Ara-C 方案）。

（6）其他联合化疗方案（如VP-16、异环磷酰胺、米托蒽醌方案）。

（7）T-ALL可采用奈拉滨（Nelarabine）单药或奈拉滨为基础的治疗。

4.2 难治复发Ph⁺-ALL

（1）临床试验：如新药临床试验，各种靶点的CAR-T细胞治疗（如靶向CD19、CD22、CD20的单靶点或双靶点CAR-T细胞等）及研究者发起的临床研究（如BCL-2抑制剂的应用）等。

（2）规范应用TKIs为基础治疗中复发、难治患者：以ABL1激酶区突变结果、前期用药情况为依据，选择适合的TKIs。可继续联合化疗（参考初诊的诱导治疗方案）。

（3）CD19/CD3双抗、CD22抗体偶联药物为基础的挽救治疗。

（4）无敏感TKIs选择的患者可采用复发难治Ph⁻-ALL的治疗方案。

无论是Ph⁻-ALL、还是Ph⁺-ALL，在挽救治疗同时即应考虑造血干细胞移植，及时寻找供体，尽快实施allo-HSCT。

5 ALL治疗反应定义

5.1 ALL治疗反应的定义

5.1.1 疗效标准

（1）完全缓解（CR）：①外周血无原始细胞，无髓外白血病；②骨髓三系造血恢复，原始细胞<5%；③ANC>$1.0×10^9$/L；④血小板计数>$100×10^9$/L；⑤4周内无复发。

（2）CR伴血细胞不完全恢复（CRi）：血小板计数≤$100×10^9$/L 和/或 ANC≤$1.0×10^9$/L。其他应满足CR标准。

总反应率（ORR）=CR+CRi

（3）难治性疾病：诱导治疗结束（常指4周方案或Hyper-CVAD方案）未获CR/CRi。

（4）疾病进展（PD）：外周血或骨髓原始细胞绝对数增加25%，或出现髓外疾病。

（5）疾病复发：已获CR者外周血或骨髓再出现原始细胞（比例≥5%），或出现髓外疾病。

5.2 CNSL的治疗反应

（1）CNS缓解：CNS-2 或 CNS-3 取得 CNS-1状态。

（2）CNS复发：发生CNS-3状态或出现CNSL临床症状（如面神经麻痹、脑/眼受累，或下丘脑综合征表现）。

5.3 纵隔疾病的治疗反应

纵隔疾病的疗效判断依靠胸部CT和/或PET-CT。

CR：CT检查纵隔肿块完全消失；或PET阴性。

PR：肿大的纵隔最大垂直直径的乘积（SPD）缩小50%以上。

PD：SPD增加25%以上。

NR：不满足PR或PD。

复发：取得CR的患者又出现纵隔肿大。

6 MRD的监测

6.1 MRD的监测时间点

ALL治疗全程强调规范的MRD监测，并据结果行动态危险度分层和治疗方案调整。

（1）早期—诱导治疗期间（第14天）和/或结束时（第28天左右）。

（2）缓解后定期监测，应保证治疗第12~16、18~22周的MRD监测。

诱导治疗结束、治疗第3个月（第12~16周）、6个月（第18~22周）流式MRD阴性或<10^{-4}可认为疗效满意。MRD检测可用于预后和危险度预测、治疗策略调整；缓解后MRD持续较高或治疗中MRD由阴转阳者复发危险较高（危险度应上调），缓解后治疗应调

整（如 allo-HSCT）。

6.2 MRD 的监测方法

（1）经典的 MRD 检测技术：①IgH、TCR 定量 PCR 检测（DNA 水平）；②4~6 色流式细胞术 MRD 检测；③融合基因转录本的实时定量 PCR（如 BCR/ABL1）。

（2）新的高通量 MRD 检测技术：①基于 EuroFlow ≥8 色二代流式细胞术检测 MRD；②IgH、TCR 高通量测序。

Ph$^+$-ALL 疾病反复时应行 ABL1 激酶区突变的分析。

第四节　成人 ALL 的康复和随访

1 并发症处理

1.1 感染

ALL 治疗中，并发症不可避免，感染仍是血液肿瘤主要死因之一，随着化疗强度增加，移植广泛开展，尤其是半相合移植及去 T 细胞药物治疗的应用，感染发生率逐渐增高，尤其是真菌等机会性病原体感染。近几年来，对化疗后支持治疗的改善主要归功于感染控制的进步，从而减少了治疗相关死亡，提高了整体疗效，改善了生存率。有些感染尤其是肺感染，

治疗周期长，白血病本病治疗结束后有可能还需继续抗感染治疗。（见AML章）

1.2 营养治疗

大部分患者在整体化疗结束后，随着正常饮食恢复，营养状态通常可以恢复。需要注意的是，异基因HSCT伴慢性GVHD可影响营养状态。有研究表明异基因移植后一年仍可表现体重减轻、口腔过敏、口干、口腔炎、厌食、胃食管反流等营养障碍。也有研究表明慢性GVHD在移植后6~12个月体重明显减轻，脂肪含量增加。慢性GVHD口腔改变常较明显并影响咀嚼及吞咽。吞咽困难可通过改变饮食的质地如进食液态及软食来改善。症状严重时需行食管扩张。如口腔及食管症状影响足够能量与蛋白质摄入，则需放置胃造瘘管来行肠内营养支持。慢性GVHD导致的腹泻及吸收不良与其引起的胰腺外分泌功能不良有关。胰腺导管系统的组织改变可致胰液分泌减少，从而引起脂肪泻。这类患者多可通过口服胰酶及限制脂肪摄入得到改善，同时还可尝试摄入中链甘油三酯。

此外，ALL还需关注治疗相关肥胖。后者主要与治疗中的头颅放疗、使用强的松及地塞米松等糖皮质激素、体力活动减少、低龄、女性和能量消耗减少等有关。因此，建议这类患者在治疗中及治疗后，尽量给予恰当饮食及运动，以尽量避免超重。

2 心理治疗及健康行为辅导

关心爱护患者，给予心理支持，对进行健康教育，讲解有关疾病知识、治疗、护理方法和预防保健常识，了解与解除不安情绪，对长期治疗效果不佳、化疗或移植治疗后发生并发症者做好心理疏导，警惕情绪的异常变化，及时采取措施，防止意外。必要的心理干预和定期随访有助于提高依从性，降低复发率。对完成整体治疗，进入康复随访期的患者做好出院指导，嘱定期复查。重点注意：①保持良好心态、平和、放松、开朗、乐观。②居室环境要求：干净整洁、舒适、定时通风，保持空气清新。③合理安排作息时间，生活工作有规律，不要过劳，避免或少去公共场所。④合理膳食搭配，确保蛋白质、维生素、能量摄入，注意卫生，均衡营养。⑤坚持用软毛牙刷刷牙，进食前后漱口。⑥如还有维持治疗，遵嘱按时服药，定期复查血象，定期复诊，特殊情况随时就诊。

3 随访

成人ALL随访主要通过定量PCR和流式细胞术进行骨髓MRD监测，以便早期发现复发，及时干预处理。完成巩固强化治疗后、治疗进入维持治疗阶段后的随访检查：

（1）第1年（每1~2个月1次）：体格检查、血常规、肝功能（尤其是服用6-MP患者）。

（2）第2年（每3~6个月1次）：同第1年。

（3）第3年及以后（每6~12个月1次或根据病情需要。一般至诊断后5年可以停止复查）：体格检查、血常规。

每个复查随访时间点均应检测骨髓形态学和MRD（流式MRD和/或特异融合基因定量）。

定期随访中如发现MRD阳性，甚至全面血液学复发，应及时进行干预。对复发/难治ALL，目前无统一治疗意见，可以参加合适的临床试验，如CAR-T细胞治疗，对Ph^+-ALL，以ABL激酶突变结果和前期用药为依据更换TKI，TKI联合的化疗方案尽量选择以前未应用的化疗方案；对Ph^--ALL，尽量选择以前未应用的化疗方案。无论是Ph^+-ALL，还是Ph^--ALL，在挽救治疗同时即应考虑异基因HSCT并积极寻找供者，取得再次CR后尽快行异基因HSCT。

第四章

成人慢性髓性白血病

第一节 慢性髓性白血病的检查和诊断

1 慢性髓性白血病的检查

慢性髓性白血病（CML）是一种造血干细胞恶性克隆性疾病，我国年发病率（0.39~0.55）/10万人。中国患者较西方更为年轻化，中位诊断年龄<50岁。TKI问世使CML治疗取得前所未有的突破性进展，使CML可获得与正常人群相似的长期生存。CML可视为一种慢性疾病，TKI是一线治疗药物。随着OS延长，CML管理越来越重视生活质量，避免长期器官毒性，期望尽可能实现无治疗缓解（TFR）。

CML诊断性筛查包括外周血血常规及分类、BCR-ABL融合基因定量（以国际标准化IS表示）和骨髓细胞学、染色体核型。确诊CML启动治疗前需评估病史、体格检查、体能状态、肝肾功、电解质、LDH、心电图、心脏彩超。部分学者认为还需完善肝炎病毒筛查和腹部B超。若以急变期起病，需评估骨髓免疫分型判断急淋变或急髓变。若Ph染色体阴性而BCR-ABL阳性，需评估骨髓荧光原位杂交（FISH），当骨髓干抽时可采用外周血。部分学者推荐行骨髓二代测序筛查预后高危基因，如ASXL1、IKZF1、RUNX1、SETD1B突变。

2　CML诊断

典型的临床表现、体征，合并Ph染色体和（或）BCR-ABL融合基因阳性即可确诊。

3　CML分期

CML分为慢性期（CP）、加速期（AP）和急变期（BP）。疾病分期见表1-4-1。本指南兼顾2016 WHO和2020 ELN分期标准。当初诊时出现主要途径克隆染色体异常（+Ph，+8，i[17q]，+19），复杂核型或3q26.2异常时，推荐采用WHO标准，认为符合AP。当初诊时骨髓活检存在原始细胞聚集，推荐采用WHO标准，认为符合BP。

表 1-4-1　CML 分期标准

	WHO 2016版	ELN 2020版
CP	未达到加速/急变期标准	
AP	符合以下至少一项：	

血液肿瘤

第四章　成人慢性髓性白血病

	①对治疗无反应的持续白细胞增高（>10×10^9/L） ②对治疗无反应的持续脾脏增大 ③对治疗无反应的持续血小板增高（>1000×10^9/L） ④非治疗引起的持续血小板减少（<100×10^9/L） ⑤外周血嗜碱性粒细胞≥20% ⑥外周血或骨髓原始细胞占10%~19% ⑦初诊时出现主要途径克隆染色体异常（+Ph，+8，i[17q]，+19），复杂核型或3q26.2异常 ⑧治疗中出现Ph染色体基础上的克隆演变	①外周血或骨髓原始细胞占15%~29% ②外周血或骨髓原始+早幼粒细胞>29%且原始细胞<30% ③外周血嗜碱性粒细胞≥20% ④非治疗引起的持续血小板减少（<100×10^9/L） ⑤治疗过程中出现Ph染色体基础上的主要途径克隆染色体异常
BP	符合以下至少一项：	
	①外周血或骨髓原始细胞≥20%[a] ②骨髓活检原始细胞集聚 ③髓外原始细胞浸润（脾除外）	①外周血或骨髓原始细胞≥30%[a] ②髓外原始细胞浸润

注：a 当出现任意比例的淋系原始细胞增多时，应诊断为急变期。

4　CML危险度分层

针对CP，危险度分层包括Sokal、Euro、EUTOS和ELTS评分。Sokal评分被广泛使用。TKI时代更推荐ELTS评分，识别真正因CML死亡的高危人群。

表 1-4-2　CML 危险度评分

	低危	中危	高危
Sokal 评分	<0.8	0.8~1.2	>1.2
Euro 评分	≤ 780	781~1480	> 1480
EUTOS 评分	≤ 87		> 87
ELTS 评分	≤1.568	1.568~2.2185	>2.2185

注：所有数据应当在任何 CML 相关治疗开始前获得，仅适用于 CP。

　　Sokal 评分计算指标：年龄、脾脏大小、外周血原始细胞、血小板。Euro 评分计算指标：年龄、脾脏大小、外周血原始细胞、血小板、嗜碱性粒细胞、嗜酸性粒细胞。EUTOS 评分计算指标：脾脏大小、嗜碱性粒细胞。ELTS 评分计算指标：年龄、脾脏大小、外周血原始细胞、血小板。年龄为岁数，脾脏大小为肋下厘米数，血小板计数（×10^9/L），原始细胞、嗜酸性粒细胞、嗜碱性粒细胞为外周血分类百分数。

第二节　CML 治疗

1　治疗目标

　　CML 治疗近期目标是尽快获得完全细胞遗传学反应以及更深的分子学反应。近年来，越来越多 CML 追求的长期治疗目标是能正常生存并有良好的生活质量，且无需终身治疗，即功能性治愈。结合中国国情，CML的治疗目标主要包括：①延长生存寿命；②降低TKI治疗对合并症结局的不良影响；③提高生存质量，减少药物不良反应；④追求停药获得TFR；⑤减少治疗费用；⑥实现年轻CML患者家庭生育计划。

2 依据疾病分期、危险度分层的治疗选择

2.1 慢性期治疗

除妊娠期新诊断者，CML-CP一线治疗药物为TKI。具体选择取决于年龄、危险度分层、共存疾病、合并用药等。对低危、老年或共病多者，伊马替尼是首选；对中高危或有停药追求者，二代TKI更好。CML-CP推荐口服剂量：伊马替尼400mg qd；尼洛替尼300mg bid；达沙替尼100mg qd；氟马替尼600mg qd。

2.1.1 一线治疗

<65岁的低危患者首选一线药物为伊马替尼、尼洛替尼，氟马替尼和达沙替尼为可选治疗。<65岁中、高危者首选一线药物为尼洛替尼、氟马替尼，部分学者认为达沙替尼也是可选药物。≥65岁高危者首选一线药物为尼洛替尼、氟马替尼，也可选伊马替尼。≥65岁低、中危者和≥80岁者，首选一线药物均为伊马替尼。

表 1-4-3　慢性期 CML 一线治疗 TKI 选择

年龄	疾病危险度	首选治疗推荐
<65 岁	低危	伊马替尼、尼洛替尼
	中/高危	尼洛替尼、氟马替尼
≥65~80 岁	低/中危	伊马替尼
	高危	尼洛替尼、氟马替尼
≥80 岁	低/中/高危	伊马替尼

2.1.2　二线治疗

伊马替尼一线治疗失败者首选二线药物为尼洛替尼、达沙替尼和氟马替尼。尼洛替尼一线治疗失败者首选二线药物为达沙替尼和氟马替尼。达沙替尼一线治疗失败者首选二线药物为尼洛替尼和氟马替尼。氟马替尼一线治疗失败者首选二线药物为尼洛替尼和达沙替尼。部分学者认为，无论哪一种 TKI 一线治疗失败，二线治疗均可选择临床试验。干扰素或 allo-HSCT 作为备选方案。

表 1-4-4　慢性期 CML 二线治疗 TKI 选择

前线治疗情况	首选治疗推荐
伊马替尼一线失败	尼洛替尼、达沙替尼、氟马替尼
尼洛替尼一线失败	达沙替尼、氟马替尼
达沙替尼一线失败	尼洛替尼、氟马替尼
氟马替尼一线失败	尼洛替尼、达沙替尼

2.1.3　后续治疗

接受过 2 种以上 TKI 治疗失败者首选临床试验或使用其余任何一种获批 TKI，也可选择普纳替尼、allo-HSCT或干扰素。T315I突变者首选临床试验或普纳替尼，allo-HSCT或干扰素可作为备选。有学者认为奥雷巴替尼和Asciminib是接受过2种以上TKI耐药/不耐受或T315I突变CML的另一种有效选择。

2.2 进展期治疗

进展期参照既往治疗史、基础疾病以及BCR-ABL激酶突变情况选择合适TKI。新诊断AP者首选药物为伊马替尼，也可选择尼洛替尼或达沙替尼。既往接受过TKI、从CP进展至AP者首选药物为尼洛替尼或达沙替尼，参与临床试验或allo-HSCT为备选。BP者是选择TKI单药或联合强烈化疗提高诱导缓解率，缓解后尽快行allo-HSCT；对无法耐受强烈化疗者，根据免疫表型选择更缓和的治疗方法；存在T315I突变或二代TKI不敏感突变者尽早行allo-HSCT。新诊断BP者首选TKI为伊马替尼或达沙替尼。既往接受过TKI、从CP/AP进展至BP者首选TKI为达沙替尼，参与临床试验为备选。进展期推荐口服剂量：伊马替尼AP 400 600mg qd，BP 600~800mg qd；尼洛替尼AP 300~400mg bid；达沙替尼AP/BP 100~140mg qd。

表1-4-5 进展期CML治疗选择

分期	前期治疗情况	首选治疗推荐
AP	新诊断	伊马替尼
	既往用过TKI，CP进展	尼洛替尼、达沙替尼

分期	前期治疗情况	首选治疗推荐
BP	新诊断	伊马替尼或达沙替尼±化疗桥接 allo-HSCT
	既往用过 TKI，CP/AP 进展	达沙替尼±化疗桥接 allo-HSCT

3 依据共存疾病的治疗选择

合并心血管疾病、胰腺炎、糖脂代谢或肝功异常者，应避免使用尼洛替尼。有学者认为可在有效管理基础疾病和严密监测下使用尼洛替尼，每日剂量不超过 600mg。合并肺部疾病、胸腔积液、肺动脉高压、消化道出血或自身免疫性疾病者，应避免使用达沙替尼。合并胃肠道或肝病者，应避免使用氟马替尼。

表 1-4-6 合并共存疾病 CML TKI 治疗选择

共存疾病	推荐 TKI 药物	不推荐药物
糖尿病	伊马替尼，达沙替尼，氟马替尼	尼洛替尼
肺部疾病/肺动脉高压	伊马替尼，尼洛替尼，氟马替尼	达沙替尼
胃肠道相关疾病	尼洛替尼，达沙替尼	伊马替尼，氟马替尼
心血管疾病	伊马替尼	尼洛替尼，达沙替尼
外周动脉相关疾病	伊马替尼	尼洛替尼
肝脏	伊马替尼	氟马替尼
肾脏	尼洛替尼，达沙替尼	伊马替尼

4 依据 BCR-ABL 突变类型的治疗选择

目前以下类型突变对 TKI 选择有较为明确的指导意义。

表 1-4-7 CML 发生 ABL 突变 TKI 治疗选择

突变状态	治疗推荐
T315I	临床试验，普纳替尼，allo-HSCT
F317L/V/I/C、V299L、T315A	尼洛替尼
Y253H、E255K/V、F359C/V/I	达沙替尼
Q252H、Y253F、E255K、V299L、F317L/I、M315T、H396P	氟马替尼

第三节　CML 疗效监测

1 血液学、细胞遗传学及分子学反应的定义

CML 治疗反应分完全血液学反应、细胞遗传学反应、分子学反应三层级，反应定义见表 1-4-8。

表 1-4-8 CML 治疗反应定义

治疗反应	定义	
血液学反应		
完全血液学反应（CHR，持续≥4周）	PLT<450×10⁹/L	
	WBC<10×10⁹/L	
	外周血中无髓系不成熟细胞，嗜碱性粒细胞<5%	
	无疾病的症状、体征，可触及的脾肿大已消失	

治疗反应	定义
细胞遗传学反应	
完全细胞遗传学反应（CCyR）	Ph^+细胞0
部分细胞遗传学反应（PCyR）	Ph^+细胞1%~35%
次要细胞遗传学反应（mCyR）	Ph^+细胞36%~65%
微小细胞遗传学反应（miniCyR）	Ph^+细胞66%~95%
无细胞遗传学反应	Ph^+细胞>95%
分子学反应	
主要分子学反应（MMR）	$BCR\text{-}ABL^{IS}$≤0.1%
分子学反应4（MR^4）	$BCR\text{-}ABL^{IS}$≤0.01%
分子学反应4.5（$MR^{4.5}$）	$BCR\text{-}ABL^{IS}$≤0.0032%
分子学反应5（MR^5）	$BCR\text{-}ABL^{IS}$≤0.001%
分子学无法检测	在可扩增ABL转录本水平下无法检测到BCR-ABL转录本

注：IS，国际标准化。

2 血液学、细胞遗传学及分子学反应的监测频率和方法

表 1-4-9 CML 疗效监测频率和方法

治疗反应	监测频率	监测方法
血液学	每 1~2 周 1 次，直至确认达 CHR	血常规及分类
	随后每 3 个月 1 次，除非有特殊要求	
细胞遗传学	初诊、TKI 治疗 3，6，12 个月 1 次	骨髓染色体核型（显带法）荧光原位杂交（FISH）
	获 CCyR 后每 12~18 个月 1 次	
	未达到最佳疗效增加监测频率	
分子学（外周血）	每 3 个月 1 次，直至达稳定 MMR 后每 3-6 个月 1 次	定量聚合酶链反应测 BCR-ABL^{IS}
	未达到最佳疗效增加监测频率	
	转录本水平明显升高并丧失 MMR 时尽早复查	
激酶突变	进展期患者 TKI 治疗前	聚合酶链反应扩增 BCR-ABL 转录本后测序
	未达最佳反应或疾病进展时	

3 TKI 疗效评价标准

表 1-4-10 一线治疗的疗效评价标准

时间	最佳反应	警告	失败
3 个月	BCR-ABL^{IS}≤10% 或 Ph$^+$细胞≤35%	BCR-ABL^{IS}>10% 或 Ph$^+$细胞 36%~95%	无 CHR 或 Ph$^+$细胞>95%

中国肿瘤整合诊治指南

时间	最佳反应	警告	失败
6个月	BCR-ABL^{IS}<1% 或Ph$^+$细胞=0	BCR-ABL^{IS} 1%~10% 或Ph$^+$细胞1%~35%	BCR-ABL^{IS}>10% 或Ph$^+$细胞>35%
12个月	BCR-ABL^{IS}≤0.1%	BCR-ABL^{IS}>0.1%~1%[a]	BCR-ABL^{IS}>1% 或Ph$^+$细胞>0
任何时间	BCR-ABL^{IS}≤0.1%	Ph$^-$染色体的克隆性异常（-7或7q-）	丧失CHR或CCyR或MMR[b]，耐药性突变，Ph$^+$染色体的克隆性异常

注 CHR：完全血液学缓解；CCyR：细胞遗传学反应；MMR：主要分子学反应；IS：国际标准化。a若治疗目标是TFR，则认为12个月时BCR-ABL^{IS}>0.1%~1%是治疗警告，应与患者商讨是否更换治疗方案；若治疗目标是长期生存，则认为12个月时BCR-ABL^{IS}>0.1%~1%是最佳反应，可继续应用原方案治疗。b连续2次检测明确丧失MMR并且其中1次BCR-ABL^{IS}≥1%。

表1-4-11 二线治疗的疗效评价标准

时间	最佳反应	警告	失败
3个月	BCR-ABL^{IS}≤10% 或Ph$^+$细胞≤65%	BCR-ABL^{IS}>10% 或Ph$^+$细胞66%~95%	无CHR或Ph$^+$细胞>95%或新发突变
6个月	BCR-ABL^{IS}<10% 或Ph$^+$细胞≤35%	Ph$^+$细胞36%~65%	BCR-ABL^{IS}>10% 或Ph$^+$细胞>65%或新发突变
12个月	BCR-ABL^{IS}≤1% 或Ph$^+$细胞=0	BCR-ABL^{IS} 1%~10% 或Ph$^+$细胞1%~35%	BCR-ABL^{IS}>10% 或Ph$^+$细胞>35%或新发突变
任何时间	BCR-ABL^{IS}≤0.1%	BCR-ABL^{IS}>0.1% 或Ph$^-$染色体的克隆性异常（-7或7q-）	丧失CHR或CCyR或MMR[a]，耐药性突变，Ph$^+$染色体的克隆性异常

注 CHR：完全血液学缓解；CCyR：细胞遗传学反应；MMR：主要分子学反应；IS：国际标准化。a 连续 2 次检测明确丧失 MMR 并且其中 1 次 BCR-ABL^{IS}≥1%。

第四节 CML 治疗策略调整

一线 TKI 治疗反应包括最佳、警告及失败。治疗警告及失败者在评价依从性、药物耐受性、合并用药基础上及时行 BCR-ABL 激酶区突变检测，适时更换其他 TKI。有学者提出早期分子学反应至关重要，特别是 TKI 治疗 3 个月 BCR-ABL 水平及下降速率。若治疗 3 个月 BCR-ABL>10%，建议在其后 1~3 个月再次确认。还有学者认为对 BCR-ABL 非突变依赖耐药者，可通过二代测序寻找耐药相关癌症基因。

对 TKI 不耐受或药物毒副反应重者，更换 TKI 需根据患者情况、医师对药物的了解、支持治疗情况进行综合判定。对治疗失败/耐药者，必须更换 TKI。对有突变者，参照 BCR-ABL 激酶突变类型进行药物选择。对突变阴性者，二代 TKI 在二线治疗无直接比较数据，均可能有效，可参考患者年龄、并发症、既往 TKI 毒性反应综合考虑。对治疗警告者，需参考治疗目标，尤其是追求 TFR 者，结合年龄、生活方式、并发症及耐药情况综合决定。

表 1-4-12 CML 治疗策略调整

治疗反应	评估	治疗方案调整
最佳治疗反应		继续原方案治疗
警告	①评价患者依从性	①更换其他 TKI
	②评价药物相互作用	②继续原方案
	③BCR-ABL 激酶突变分析	③临床试验
		④一线伊马替尼治疗者可考虑提高伊马替尼剂量
治疗失败	①评价患者依从性	①更换其他 TKI
	②评价药物相互作用	②造血干细胞移植评估
	③BCR-ABL 激酶突变分析	③临床试验
不耐受		①更换其他 TKI
		②造血干细胞移植评估
		③临床试验

第五节 CML 其他治疗

因各种原因无法使用 TKI 治疗者可考虑以下治疗方案。

1 干扰素为基础的方案

在 TKI 治疗时代，干扰素为基础的治疗方案逐步成为二、三线选择。结合中国实际情况，以下患者可考虑干扰素为基础的方案：TKI 耐药、不耐受且不适合 allo-HSCT 的 CP 者；各种原因暂时无法应用 TKI 或无法坚持长期使用 TKI 的 CP 者。

2 allo-HSCT

在TKI治疗时代，allo-HSCT不再是CP者一线治疗选择，原则上至少二线TKI治疗（两种以上TKI）不耐受或耐药者考虑allo-HSCT。因此allo-HSCT作为二线TKI治疗失败后的三线治疗选择，目标人群包括：①二线TKI治疗失败的CP者。②治疗中任何时间出现T315I突变。③对多种TKI治疗不耐受。④AP/BP者，尤其是TKI治疗期间疾病进展者。

3 中医药治疗

3.1 治疗原则

慢髓毒是正虚感邪、正不胜邪，邪气盘踞，逐渐发展所致。辨证时要辨明正、邪的盛衰。初期，邪气虽实，而正气未虚，治宜祛邪解毒为主。中期，邪渐盛而正气渐衰，血液瘀积加重，治宜祛邪解毒，兼以扶正。中晚期，正气衰而邪气盛，此时需依据病状、年龄、体质等因素决定治则。邪气盛者，以攻邪为主，兼以扶正。正气亏虚者，以扶正为主，兼以祛邪。老年及体质虚弱者应扶正治疗，慎重攻邪，坚持"先留人，再治病的原则"，延长生存期是关键。另外，在中医药为主治疗本病同时，也应针对严重并发症辨证治疗。

3.2 常用方剂

青黄散：成分为青黛、雄黄。功能主治清热解毒，化瘀散结。用于肝经热毒、瘀血阻滞、气阴两虚引起的低热、自汗盗汗、消瘦等；急慢性白血病、骨髓纤维化、真性红细胞增多症、血小板增多症，见上述证候者。

大黄䗪虫丸：成分为熟大黄、土鳖虫（炒）、水蛭（制）、虻虫（去翅足，炒）、蛴螬（炒）、干漆（煅）、桃仁、苦杏仁（炒）、黄芩、地黄、白芍、甘草。功能主治活血破瘀，通经消癥。用于瘀血内停所致的癥瘕、闭经，症见腹部肿块、肌肤甲错、面色黯黑、潮热羸瘦、经闭不行；CML见上述证候者。

梅花点舌丸：成分为西红花、红花、雄黄、蟾酥（制）、乳香（制）、没药（制）、血竭、沉香、硼砂、蒲公英、大黄、葶苈子、穿山甲（制）、牛黄、麝香、珍珠、熊胆、蜈蚣、金银花、朱砂、冰片。功能主治清热解毒，消肿止痛。用于各种疮疡初起，无名肿毒，疔疮发背，乳痈肿痛等。

六神丸：成分为牛黄、麝香、蟾酥、雄黄、冰片、珍珠。功能主治清凉解毒，消炎止痛。用于烂喉丹痧，咽喉肿痛，喉风喉痈，单双乳蛾，小儿热疖，痈疡疔疮，乳痈发背等。

牛黄解毒丸：成分为牛黄、雄黄、石膏、大黄、黄芩、桔梗、冰片、甘草。功能主治清热解毒。用于火热内盛，咽喉肿痛，牙龈肿痛，口舌生疮，目赤肿痛。

3.3 养生调护

起居适宜：起居规律，适当运动。改变不良生活习惯，避免熬夜，戒烟限酒。建立良好家庭关系，家庭成员间相互理解、支持和交流。保持乐观情绪，以平和心态对待疾病，树立战胜疾病的信心。加强家庭护理，注意口腔卫生，保持肛周洁净，及时更换内衣、内裤，便后温水擦浴或药浴。

饮食调理：合理安排饮食，进食高蛋白、高热量、富含铁及维生素的食品。疾病治疗中，可出现恶心、呕吐、腹胀、腹泻等脾胃虚弱症状，宜少食多餐，可进食半流质或选择质软的饭菜。注意饮食结构合理搭配，避免进食有刺激性、腌制品及不易消化的食物。

第六节 停止 TKI 治疗的筛选标准

NCCN 2021 版 CML 指南对停止 TKI 治疗提出明确建议。ELN 2020 版 CML 指南将 TFR 筛选要求分为 3 种：必须满足的要求、最低要求（允许尝试停药）和最佳要求（可考虑停药）。TFR 患者筛选必须满足要求：CML 首次慢性期；患者充分理解 TFR 风险及获益并推动TFR；具有可靠的国际标准分子学检测，数据准确、稳定并且解读迅速；患者能够坚持频繁的检测：6个月内，每月监测1次；6~12个月，每2个月监测1次；12个月后，每3个月监测1次。TFR患者筛选最低要求：TKI一线治疗，一线治疗不耐受更换二线治疗（无对任何TKI耐药病史）；具有经典e13a2或e14a2转录本；TKI治疗>5年（二代TKI治疗>4年）；深度分子学反应（MR^4及以上）持续2年以上。TFR患者筛选最佳要求：TKI治疗>5年；MR^4持续>3年；$MR^{4.5}$持续>2年。

结合中国国情，建议临床试验外，满足下列条件可尝试停药：>18岁、CP患者且TKI治疗3年以上；可行国际标准化定量的BCR-ABL（P210）转录本；稳定DMR超过2年；既往无TKI耐药；有条件接受严格规范的国际标准化的分子学监测，结果解读正确迅速；在有经验的医师指导下尝试TFR；能获得及时再治疗及正确的再治疗后分子学监测。

第七节　TKI药物不良反应的管理

1　伊马替尼不良反应

1.1　血液学不良反应

（1）CP：ANC<$1.0×10^9$/L 或 PLT<$50×10^9$/L，暂停

药，直至 ANC≥1.5×10⁹/L、PLT≥75×10⁹/L，恢复伊马替尼 400mg/d；若反复发生 ANC<1.0×10⁹/L 或 PLT<50×10⁹/L，停药恢复后予以伊马替尼 300mg/d。若持续中性粒细胞减少，可采用生长因子联合伊马替尼治疗。3~4 级贫血建议输注红细胞，不支持使用促红细胞生成素（EPO）治疗。

（2）AP/BP：ANC<0.5×10⁹/L 或 PLT<10×10⁹/L，行骨髓检查鉴别疾病进展和药物相关性骨髓抑制。非疾病进展所致的全血细胞减少处理：①全血细胞减少持续 2 周，将伊马替尼减量至 400mg/d 或 300mg/d。②全血细胞减少持续 4 周，暂停伊马替尼，直至 ANC≥1.0×10⁹/L 且 PLT≥20×10⁹/L，然后重新以伊马替尼 300mg/d 开始治疗。若顽固性中性粒细胞减少和血小板减少，可采用生长因子联合治疗。建议第一个月内尽量不要停用伊马替尼，剂量至少 300mg/d，同时加强输注红细胞、血小板和细胞因子等支持治疗。

1.2 非血液学不良反应

3 级不良反应采取相应具体治疗措施，如对症处理无效，按 4 级不良反应处理。即暂停用药直至症状恢复至 1 级或更好，然后考虑减量 25%~33%（不少于 300mg/d）重新开始治疗；亦可考虑换用二代 TKI 或参加临床试验。具体措施：①≥2 级肝脏不良反应：暂停用药直至症状恢复至≤1 级，减量 25%~33%（不少于

300mg）重新开始治疗。评价其他可能具有肝毒性的药物，包括对乙酰氨基酚。可考虑换用2代TKI或参加临床试验。②腹泻：对症支持治疗。③水肿：利尿剂，支持治疗。④体液潴留：利尿剂，支持治疗，药物减量、中断用药或停药。考虑超声心动图检测左室射血分数。⑤胃肠道反应：餐中服药并饮一大杯水送下。⑥肌肉痉挛：补钙，运动饮料。⑦皮疹：局部或全身应用类固醇激素，药物减量、暂时中断用药或停药。

2　尼洛替尼不良反应

2.1　血液学不良反应

ANC<1.0×10⁹/L或PLT<50×10⁹/L，暂停用药，直至ANC≥1×10⁹/L、PLT≥50×10⁹/L恢复用药。如2周内ANC恢复，以原剂量重新开始治疗。如停药后血细胞减少持续超过2周，剂量需减少至400mg/d重新开始治疗。若持续中性粒细胞减少，可采用生长因子联合治疗。3~4级贫血建议输注红细胞，不支持使用EPO治疗。

2.2　非血液学不良反应

（1）QT间期延长：QT间期>480ms，暂停用药，同时保证血钾、镁在正常范围。如2周内QT间期恢复至450ms以内且在基线20ms以内，以原用药剂量重新开始治疗。如超出2周内QT间期恢复至450~480ms，剂量需减少至400mg/d重新开始治疗。恢复用药7d后应复查心电图（ECG）以监测QT间期。

（2）肝脏、胰腺毒性：出现3~4级肝酶、胆红素、脂肪酶、淀粉酶升高，暂停用药，直至症状恢复至≤1级并减量至400mg/d重新开始治疗。

（3）罕见外周动脉闭塞性疾病：一旦出现应永久终止尼洛替尼治疗。

（4）3级不良反应采取相应具体治疗措施，如对症处理无效，按4级不良反应处理。即暂停用药，直至症状恢复至1级或更好，然后考虑减量至400mg/d重新开始治疗。具体措施：①头痛：对症支持。②恶心：对症支持。③腹泻：对症支持。④皮疹：局部或全身应用类固醇激素，药物减量、暂时中断用药或停药。

2.3 尼洛替尼用药注意事项

对低血钾、低血镁以及长QT综合征患者应避免使用尼洛替尼。尼洛替尼治疗开始前必须纠正血钾及血镁至正常水平，用药期间定期检测。避免联合使用延长QT间期的药物，避免使用强CYP3A4抑制剂。尼洛替尼使用前2h及用药后1h暂停进食。合并肝功能损伤者应减低剂量。心电图监测QT间期基线水平，治疗开始后7d及治疗过程中定期监测，及时调整药物治疗。

3 达沙替尼不良反应

3.1 血液学不良反应

（1）CP：ANC<0.5×10^9/L 或 PLT<50×10^9/L，暂停用药，直至 ANC≥1.0×10^9/L、PLT≥50×10^9/L。若1周内恢复，以原剂量100mg/d重新开始治疗。若1周内不恢复，剂量需减少至第二等级70mg/d重新开始治疗（第三等级为50mg/d）。若持续中性粒细胞减少，可采用生长因子联合治疗。3~4级贫血建议输注红细胞，不支持使用EPO治疗。

（2）AP/BP：ANC<0.5×10^9/L 或 PLT<10×10^9/L，首先明确血细胞减少是否疾病所致。若非疾病相关血细胞减少，暂停用药，直至 ANC≥1.0×10^9/L、PLT≥20×10^9/L，恢复原剂量140mg/d治疗。若反复发作血细胞减少，逐步减低剂量至100mg/d（第二等级）、75mg/d（第三等级）。

3.2 非血液学不良反应

3级不良反应采取相应具体治疗措施，如对症处理无效，按4级不良反应处理。即暂停用药直至症状恢复至1级或更好，然后考虑减量重新开始治疗。具体措施：①水钠潴留：渗透性利尿，支持对症治疗。②浆膜腔积液：暂停达沙替尼，渗透性利尿，若症状明显可短疗程应用皮质激素，待症状体征好转后减低剂量重新开始治疗。③罕见肺动脉高压：一旦出现应当立即永久终止达沙替尼治疗。④头痛：对症支持。⑤胃肠道不适：对症支持。⑥腹泻：对症支持。⑦皮疹：局部或全身应用类固醇激素，药物减量、中断用药或停药。

4 氟马替尼不良反应

4.1 血液学不良反应

ANC<$1.0×10^9$/L或PLT<$50×10^9$/L，暂停用药，直至ANC≥$1.5×10^9$/L、PLT≥$75×10^9$/L。若2周内恢复，以原剂量600mg/d继续治疗。若2~4周内恢复，剂量减低至400mg/d继续治疗。若400mg/d治疗再次发生，剂量减低至300mg/d继续治疗。若4周内不恢复或以300mg/d治疗再次发生，则终止治疗。若持续中性粒细胞减少，可采用生长因子联合治疗。3~4级贫血建议输注红细胞，不支持使用EPO治疗。

4.2 非血液学不良反应

（1）肝功能损害：1级肝功能异常对症支持，密切监测肝功能变化。第1次发生2级肝功能异常，暂停用药，恢复至≤1级后600mg/d继续治疗；第2次发生，暂停用药，恢复至≤1级后400mg/d继续治疗；第3次发生或4周内不恢复至≤1级，终止治疗。第1次发生3级及以上肝功能异常，暂停用药，恢复至≤1级后以600mg/d继续治疗；第2次发生或4周内不恢复至≤1级，终止治疗。

（2）脂肪酶升高：1~2级无需调整剂量。3~4级脂肪酶升高第1次发生，暂停用药，行腹部CT检查，排除胰腺病变。如CT呈阳性，根据医生意见，继续中断治疗并重复CT检查。如CT呈阴性，则恢复到≤1级后400mg/d继续治疗。第2次发生3~4级脂肪酶升高或4周内不恢复至≤1级，终止治疗。

（3）QT间期延长：一旦出现QT间期延长，暂停用药，同时保证血钾、镁在正常范围。第1次出现QT间期>480ms，尽快监测心电图，若QT间期仍>480ms，需重复监测，至少每日一次，直到恢复<480ms。若14天内恢复到基线20ms以内且持续>14天，或重新治疗后恢复至450~480ms，则应降低1级剂量水平继续治疗。若继续治疗后再次>480ms，终止治疗。QT间期>480ms且持续>14d，必须终止治疗。

第八节　TKI药物与其他合并用药的管理

TKI与质子泵抑制剂、组胺H2受体拮抗剂、抗抑郁药、唑类抗真菌药等联合使用，会增加或减少TKI血药浓度，进而影响疗效。因此，建议根据情况及时调整药物用法用量。

表 1-4-13　TKI药物与其他合并用药的相互作用和用药调整

药品类别／药物	伊马替尼	达沙替尼	尼洛替尼
质子泵抑制剂：兰索拉唑、雷贝拉唑、埃索美拉唑、奥美拉唑、泮托拉唑	无相互作用	暴露量减少	暴露量减少
组胺2受体拮抗剂：法莫替丁、雷尼替丁、尼扎替丁	无相互作用	暴露量减少，避免使用；若绝对必要，考虑服用达沙替尼后≥2小时服用组胺2受体拮抗剂	暴露量减少，避免使用；若绝对必要，考虑服用尼洛替尼≥2小时后或≥10小时前服用组胺2受体拮抗剂
抗抑郁药：氟西汀、安非他酮、西酞普兰	暴露量略增加；监测QT间期	暴露量略增加；监测QT间期	因存在累积QTc延长风险，应避免使用
心血管药物：胺碘酮、地尔硫卓、维拉帕米	暴露量增加；强烈考虑其他心脏药物或调整TKI剂量	增加暴露量和心律失常风险；强烈考虑其他心脏药物或调整TKI剂量	增加暴露量和心律失常风险；应避免使用
唑类抗真菌药：氟康唑、伏立康唑、伊曲康唑、泊沙康唑、克拉霉素	暴露量增加；强烈考虑其他抗感染药物或调整TKI剂量	暴露量增加；强烈考虑其他抗感染药物或调整TKI剂量	暴露量增加；强烈考虑其他抗感染药物或调整TKI剂量
氟喹诺酮类：左氧氟沙星、莫西沙星、环丙沙星	无相互作用	暴露量略增加；监测QT间期	谨慎使用

第九节　TKI药物治疗期间的妊娠管理

1　计划妊娠

在开始TKI治疗前，与所有育龄患者讨论保留生育能力问题。男性患者TKI治疗前可考虑精子冻存，备孕期间无需停用TKI。女性患者TKI治疗前可考虑卵子冻存，TKI治疗期间避免备孕；在尝试自然怀孕前停用TKI并且在孕期保持停药，但最佳停药时机尚不清楚。在尝试怀孕前，向女性患者及其伴侣告知有关停药的潜在风险和益处，并告知若妊娠期间CML复发可能需要重新接受TKI治疗。未获得MMR女性患者避免计划妊娠。满足停药标准的女性患者可停药后妊娠，后续治疗取决于是否丧失MMR和妊娠状态。若丧失MMR时处于妊娠状态，若疾病稳定，无需立即开始TKI再治疗；若丧失MMR时未妊娠，需立即重启TKI治疗。

2　TKI治疗中意外妊娠

确定胎儿孕周及TKI暴露时间，充分权衡药物对患者流产和胎儿畸形的风险及停药对疾病的不利影响。若继续妊娠，立即停用TKI。若血象稳定，妊娠期间无需TKI治疗，但需密切监测。当WBC>100×10^9/L，可行白细胞分离术，孕中晚期可加用干扰素。当PLT>500×10^9/

L或不能有效控制，可予以阿司匹林或低分子肝素治疗。

3 妊娠期间确诊CML

BP者尽快终止妊娠，并建议立即开始 TKI 和（或）化疗。AP者个体化决策。CP者避免应用 TKI、羟基脲和白消安等致畸性药物。孕早期可定期行白细胞分离术维持血液学相对稳定，直至孕中晚期；当白细胞分离术控制血小板不能满意，可予阿司匹林或低分子肝素治疗；若上述方法不耐受或疗效不佳，建议在妊娠后6个月加用干扰素。

4 母乳喂养

分娩后可重启 TKI 治疗。建议接受 TKI 的妇女避免母乳喂养。未重启治疗者行母乳喂养可能是安全的，但首选用于获得持久 DMR 者。在分娩后的头 2~5 天，短时间内避免 TKI 可初乳喂养。对延长无治疗期进行哺乳喂养者，建议密切分子学监测。若丧失 DMR，终止母乳喂养并重启 TKI 治疗。

第十节　CML 心理健康管理

1 治疗前心理健康宣教

采取循序渐进策略向患者透露疾病诊断，用亲切和蔼的言语缓解得知患病后的恐惧、否认、愤怒等负性情绪。详细讲解病因、BCR-ABL融合基因监测、治疗方案、生存结局、不良反应、常见并发症等，帮助提高对疾病的正确认识，引导树立战胜疾病的信心，并做好持久战准备。告知依从性会影响治疗效果，引导与医务人员合作，加强TKI治疗的规范性，以积极心态面对疾病带来的影响。对TKI副作用如恶心、呕吐、皮疹、肌肉痉挛、身体肿胀等要有足够心理准备。

2 不良反应心理干预

耐心倾听患者主诉，对不适症状进行准确、动态评估，并予高效心理疏导，预防心血管意外、肺动脉高压等不良事件发生。帮助患者正确应对疾病和治疗所带来的忧伤、沮丧、焦躁等负性情绪，引导患者尽己之能帮助其他患者，帮助血液学缓解者尽快恢复原有社会角色。

3 TFR患者心理干预

尝试TFR应充分尊重患者意愿，并由患者要求积极主动停药；应充分告知TFR并不意味治愈，任何时候都可能出现分子学复发（甚至急变），从而需要重启TKI治疗；停药后可能出现TKI停药综合征，应监测戒断症状，并需更密切的分子学监测。超过50%TFR患者会有焦虑、恐惧等负面情绪，可能会导致BCR-ABL水平波动，还可能出现其他心理及情绪问题，必要时应接受专业心理疏导。

—— 第五章 ————————————

慢性淋巴细胞白血病

第一节 流行病学

慢性淋巴细胞白血病/小淋巴细胞淋巴瘤（Chronic lymphocytic leukemia / small lymphocytic lymphoma，CLL/SLL）是欧美国家最常见的成人白血病。根据美国国立癌症研究所"监测、流行病学和结果数据库"（SEER）2014—2018 年统计，CLL 发病率男性 6.7/10 万，女性 3.5/10 万。2015—2019 年 CLL 死亡率男性 1.6/10 万，女性 0.7/10 万。

CLL 发病存在性别、年龄及种族差异。男性多发，发病率随年龄增长，中位发病年龄为 70 岁。且有种族差异，东亚人群（0.1~0.2）/10 万，我国台湾省 0.39/10 万，远低于欧美人群。

除发病率外，东西方 CLL 的临床、生物学特征也有差异。我国 CLL 中位发病年龄（60 岁左右）显著低于欧美患者。此外，免疫球蛋白重链基因可变区（Immunoglobulin heavy chain gene variable region，IGHV）

突变状态、片段使用及 B 细胞受体（B-cell receptor，BCR）同型模式（stereotype）等也存在显著差异。中国患者的 IGHV 突变比例较高，IGHV3-7、IGHV3-74、IGHV4-39 以及 IGHV4-59 片段的使用率较高，同型模式 BCR 的比例较低但 subset 8（8 亚群）的比例较高。中国患者 MYD88、KMT2D 以及 IGLL5 基因的突变频率显著高于西方患者，而 SF3B1 基因的突变频率显著低于西方患者。

第二节　CLL 筛查

在临床实践中，主要对淋巴细胞增多、淋巴结肿大者行 CLL 筛查。发病的明确危险因素包括老年、男性、高加索人种、CLL 或淋巴肿瘤家族史（我国未见相关报道）等，是否对高危人群筛查及其意义尚不明确。出于医学研究目的，可对高危人群进行 CLL 前期病变单克隆 B 淋巴细胞增多症（Monoclonal B cell lymphocytosis，MBL）筛查，因为高计数 MBL 具有发展成 CLL 的风险。通过 4 色流式细胞术筛查发现，年龄大于 40 岁者具有 MBL 达 3.5%，60~89 岁高达 5.0%。检测灵敏度提高还可进一步提高检出率。在具有 CLL 家族史（家族中至少 2 例）的非患病一级亲属检出率高达 17%。

1 筛查方法

流式细胞术是筛查 MBL 的主要手段，采用的抗体组合及检测敏感性不同单位之间存在差异，Ghia 等采用 CD19/CD5/κ轻链/λ轻链四色组合筛查，分析 CD19$^+$ CD5$^+$细胞或 CD19$^+$CD5$^-$细胞的轻链限制性表达（κ/λ 比值>3∶1或<0.3∶11）确定是否存在 MBL。

2 筛查策略及随访策略

MBL 随年龄增长，推荐老年人群（>60岁）筛查 MBL。根据免疫表型将 MBL 分为 3 型：CLL 样表型、不典型 CLL 样表型和非 CLL 样表型。对后二者需全面检查，如影像学、骨髓活检等，以排除 B 细胞非霍奇金淋巴瘤。对 CLL 样表型 MBL，需据外周血单克隆 B 淋巴细胞计数（Monoclonal B cell count，MBC）分为"低计数"MBL（克隆性 B 淋巴细胞<0.5×10^9/L）和"高计数"MBL（克隆性 B 淋巴细胞≥0.5×10^9/L），前者无需常规临床随访，但后者的免疫表型、遗传学与分子生物学特征与 Rai 0 期 CLL 接近，需定期随访。

第三节 CLL 诊断

1 CLL 的临床表现

表 1-5-1 CLL 的症状与血常规改变

外周血淋巴细胞计数增高	由于其他原因就诊或体检发现外周血淋巴细胞计数增多
淋巴结肿大	是 CLL 仅次于外周血淋巴细胞计数增多的常见临床表现
B 症状	发热、盗汗、体重减轻、疲乏
血细胞减少	贫血、血小板减少、中性粒细胞减少

2 CLL 的诊断

CLL 的诊断需要满足表 1-5-2 诊断标准。

表 1-5-2 CLL 诊断标准

	标准
MBC	外周血 MBC≥5×10^9/L，且持续≥3 个月（如有典型 CLL 免疫表型、形态学等特征，时间长短对 CLL 的诊断意义不大）
外周血细胞形态学	外周血涂片特征性表现为小的、形态成熟的淋巴细胞显著增多，其细胞质少、核致密、核仁不明显、染色质部分聚集，易见涂抹细胞；外周血淋巴细胞中不典型淋巴细胞及幼稚淋巴细胞<55%
免疫表型	外周血典型的流式细胞术免疫表型：CD19$^+$、CD5$^+$、CD23$^+$、CD200$^+$、CD10$^-$、FMC7$^-$、CD43$^{+/-}$；表面免疫球蛋白（sIg）、CD20、CD22 及 CD79b 弱表达（dim）。流式细胞术免疫表型确认 B 细胞的克隆性，即 B 细胞表面限制性表达 κ 或 λ 轻链（κ：λ>3：1 或<0.3：1）或>25% 的 B 细胞 sIg 不表达

SLL与CLL为同一疾病的不同表现，约20%SLL进展为CLL。淋巴组织具有CLL的细胞形态与免疫表型特征。确诊需病理组织学及免疫组化染色（IHC）检查。临床特征：①淋巴结和（或）脾、肝肿大；②无骨髓浸润所致的血细胞减少；③外周MBC<5×10^9/L。CLL与SLL的主要区别在于前者主要累及外周血和骨髓，后者则主要累及淋巴结和骨髓。Lugano Ⅰ期SLL可局部放疗，其他SLL的治疗指征和治疗选择同CLL，以下均称CLL。

MBL的诊断标准为：①B细胞克隆性异常；②外周血MBC<5×10^9/L；③无肝、脾、淋巴结肿大（淋巴结长径<1.5cm）；④无贫血及血小板减少；⑤无慢性淋巴增殖性疾病（Chronic lymphoproliferative disease，CLPD）的其他临床症状。

3 CLL的分期与预后分层

临床上评估预后最常使用Rai和Binet两种临床分期系统，均仅依赖体检和血常规检查，无需超声、CT或MRI等检查。

表 1-5-3　CLL 的临床分期系统

分期	定义
Binet 分期	
Binet A	MBC≥5×10⁹/L，HGB≥100g/L，PLT≥100×10⁹/L，<3 个淋巴区域[a]
Binet B	MBC≥5×10⁹/L，HGB≥100g/L，PLT≥100×10⁹/L，≥3 个淋巴区域
Binet C	MBC≥5×10⁹/L，HGB<100g/L 和（或）PLT<100×10⁹/L
Rai 分期	
Rai 0	仅 MBC≥5×10⁹/L
Rai Ⅰ	MBC≥5×10⁹/L+淋巴结肿大
Rai Ⅱ	MBC≥5×10⁹/L+肝和（或）脾肿大±淋巴结肿大
Rai Ⅲ	MBC≥5×10⁹/L+HGB<110g/L±淋巴结/肝/脾肿大
Rai Ⅳ	MBC≥5×10⁹/L+PLT<100×10⁹/L±淋巴结/肝/脾肿大

注：a 5 个淋巴区域包括颈、腋下、腹股沟（单侧或双侧均计为 1 个区域）、肝和脾。

免疫性血细胞 [血红蛋白（HGB），血小板（PLT）] 减少不作为分期标准。

这两种临床分期系统存在以下缺陷：①处于同一期的患者，疾病发展过程存在异质性；②不能预测早期患者疾病是否进展以及进展的速度，目前大多数患者诊断时处于疾病早期。预后意义比较明确的生物学标志有：IGHV 突变状态、片段使用及 BCR 同型模式，染色体异常[推荐 CpG 寡核苷酸+白细胞介素 2 刺激的染色体核型分析，荧光原位杂交（Fluorescence in situ hybridization，FISH）检测del（13q）、+12、del（11q）（ATM基因缺失）、del（17p）（TP53基因缺失）等]，基因突变[推荐二代基因测序检测TP53、NOTCH1（含非编码区）、SF3B1、BIRC3等基因]，流式细胞术检测CD38、ZAP-70和CD49d表达等。IGHV无突变患者预后较差；同型模式为2亚群（subset 2）的使用IGHV3-21片段的患者，无论IGHV的突变状态，预后均较差。染色体复杂核型异常、del（17p）和（或）TP53基因突变的患者预后最差，TP53基因或其他基因的亚克隆突变的预后价值有待探讨，del（11q）是另一个预后不良标志。此外，中国数据表明，MYD88突变、EGR2突变、DDX3X突变、CD200表达、EBV及HBV感染状态等均具有一定的预后价值。推荐应用CLL国际预后指数（CLL international prognostic index，CLL-IPI）对初治患者综合预后评估。CLL-IPI通过纳入TP53缺失和（或）突变、IGHV突变状态、β_2-微球蛋白（β_2-microglobulin，β_2-MG）、临床分期、年龄，将患者分为低、中、高危与极高危组。上述预后因素主要在接受化疗或化学免疫治疗的患者中总结得出，新药或新的治疗策略可能克服或部分克服上述不良预后。此外，对于难治复发患者，纳入β_2-MG、乳酸脱氢酶（Lactate dehydrogenase，LDH）、HGB、距前一周期治疗开始时间，将患者分为低、中与高危组。应用

BTK抑制剂治疗的患者，通过纳入TP53异常、前期是否接受过其他治疗、β$_2$-MG、LDH，将患者分为低、中与高危组，获理想的预后分层效果。

表1-5-4　CLL国际预后指数（CLL-IPI）

参数	不良预后因素	积分	CLL-IPI积分	危险分层	5年生存率（%）
TP53异常	缺失或突变	4	0~1	低危	93.2
IGHV突变状态	无突变	2	2~3	中危	79.4
β$_2$-MG	>3.5mg/L	2	4~6	高危	63.6
临床分期	Rai Ⅰ~Ⅳ或Binet B~C	1	7~10	极高危	23.3
年龄	>65岁	1			

表1-5-5　难治复发CLL预后积分

参数	不良预后因素	积分	难治复发CLL积分	危险分层	2年生存率（%）
β$_2$-MG	≥5mg/dL	1	0~1	低危	87.5
LDH	>正常范围上界	1	2~3	中危	63.5
HGB	女性<110g/L，男性<120g/L	1			
距前一周期治疗开始时间	<24个月	1	4	高危	44.4

表 1-5-6　伊布替尼治疗 CLL 患者预后积分

参数	不良预后因素	积分	伊布替尼治疗CLL患者积分	危险分层	3年生存率（%）
TP53异常	缺失 和/或突变	1	0~1	低危	93
是否曾接受治疗	是	1	2	中危	83
β_2-MG	≥5mg/dL	1	3~4	高危	63
LDH	> 250U/L	1			

第四节　CLL 的治疗

1　CLL 的治疗指征

不是所有 CLL 都需治疗，具备以下至少 1 项时开始治疗。

表 1-5-7　CLL 治疗指征

CLL的治疗指征
1.进行性骨髓衰竭的证据：表现为血红蛋白（<100g/L）和（或）血小板（<100×10⁹/L）进行性减少
2.巨脾（如左肋缘下>6cm）或进行性或有症状的脾肿大
3.巨块型淋巴结肿大（如最长直径>10cm）或进行性或有症状的淋巴结肿大
4.进行性淋巴细胞增多，如2个月内淋巴细胞增多>50%，或淋巴细胞倍增时间（Lymphocyte doubling time，LDT）<6个月。如初始淋巴细胞<30×10⁹/L，不能单凭LDT作为治疗指征
5.自身免疫性溶血性贫血（Autoimmune hemolytic anemia，AIHA）和（或）免疫性血小板减少症（Immune thrombocytopenia，ITP）对皮质类固醇治疗反应不佳

6.至少存在下列一种疾病相关症状：①在前6个月内无明显原因的体重下降≥10%；②严重疲乏[如美国东部肿瘤协作组（Eastern United States Cancer Collaborative Group，ECOG）体能状态≥2；不能进行常规活动]；③无感染证据，体温>38.0℃，≥2周；④无感染证据，夜间盗汗>1个月	
7.终末器官受损	
8.临床试验：符合所参加临床试验的入组条件	

不符合上述治疗指征者，每2~6个月随访1次，内容包括临床症状及体征，肝、脾、淋巴结肿大情况和血常规等。

2 CLL治疗前评估

CLL治疗前（包括复发患者治疗前）必须对患者进行全面评估。

表1-5-8 CLL治疗前评估内容

评估项目	评估内容
病史和体格检查	特别是淋巴结（包括咽淋巴环和肝脾大小）
体能状态	ECOG体能状态和（或）疾病累积评分表（Cumulative illness rating scale，CIRS）评分
B症状	盗汗、发热、体重减轻、乏力
血常规	包括白细胞计数及分类、血小板计数、血红蛋白浓度等
生化指标	包括肝肾功能、电解质、LDH等
血清标志物	β_2-MG
骨髓检查	骨髓涂片、骨髓活检+IHC[a]

评估项目	评估内容
核型分析	需要进行CpG寡核苷酸+白细胞介素2刺激的染色体核型分析
FISH	FISH检测del（13q）、+12、del（11q）、del（17p）
基因突变	检测TP53和IGHV等基因突变[b]
感染筛查	HBV、HCV、HIV、EBV等检测
特殊情况下检测	免疫球蛋白定量及免疫固定电泳；网织红计数和直接抗人球蛋白试验（怀疑溶血时必做）；心电图、超声心动图检查（拟蒽环类或蒽醌类药物治疗时）；妊娠筛查（育龄期妇女，拟放化疗时）；颈、胸、腹、盆腔增强CT检查；PET-CT检查（怀疑Richter转化时）等

注：a 治疗前、疗效评估及鉴别血细胞减少原因时进行，典型病例诊断、常规随访无需骨髓检查。

b TP53等基因的亚克隆突变可能有预后意义，故有条件单位，建议二代测序检测基因突变。

3 CLL一线治疗

据TP53缺失和（或）突变、年龄及身体状态行分层治疗。体能状态和实际年龄为重要参考因素，治疗前要评估CIRS评分和身体适应性。CLL仍为难治愈疾病，鼓励参加临床试验。

3.1 无 del（17p）/TP53 基因突变 CLL 的治疗

表 1-5-9 无 del（17p）/TP53 基因突变CLL的治疗方案推荐

	优先推荐	次要推荐
身体状态良好者	伊布替尼 氟达拉滨+环磷酰胺+利妥昔单抗（用于 IGHV 有突变，且年龄小于60岁） 苯达莫司汀+利妥昔单抗（用于 IGHV 突变，且60岁及以上）	泽布替尼 维奈克拉+利妥昔单抗/奥妥珠单抗 氟达拉滨+利妥昔单抗 氟达拉滨+环磷酰胺
身体状态欠佳者	伊布替尼 苯丁酸氮芥+利妥昔单抗/奥妥珠单抗	泽布替尼 维奈克拉+利妥昔单抗/奥妥珠单抗 奥妥珠单抗 苯丁酸氮芥 利妥昔单抗

3.2 伴 del（17p）/TP53 基因突变 CLL 的治疗

表 1-5-10 伴del（17p）/TP53基因突变CLL的治疗方案推荐

优先推荐	次要推荐
伊布替尼 泽布替尼	维奈克拉+利妥昔单抗/奥妥珠单抗 大剂量甲泼泥龙+利妥昔单抗 奥妥珠单抗

伴 del（17p）/TP53 基因突变者预后很差，RESONTATE 研究显示伊布替尼显著改善伴 del（17p）/TP53 基因突变者的预后，尽管入组是难治复发者，鉴于其治疗 del（17p）/TP53 基因突变者的出色数据，推荐伊布替尼作为初治的伴 del（17p）/TP53 基因突变 CLL 者的首选（优先推荐）。泽布替尼等二代

BTK抑制剂更具选择性，不良反应较少，ALPINE研究显示泽布替尼治疗伴del（17p）的难治复发CLL较伊布替尼ORR更高、PFS更长，Ⅲ期SEQUOIA（Arm C）研究也显示泽布替尼一线治疗伴del（17p）者，可获良好疗效，因此，泽布替尼作为一线治疗伴del（17p）/TP53基因突变患者的优先推荐。

4 难治复发CLL治疗

复发的定义为：患者达到完全缓解（CR）或部分缓解（PR）≥6个月后疾病进展（PD）；难治的定义为：治疗失败（未获PR）或最后1次化疗后<6个月PD。

复发、难治患者的治疗指征、治疗前检查同一线治疗（IGHV突变状态在病程中保持不变，不用重复检查），在选择治疗方案时除考虑患者年龄、体能状态及遗传学等预后因素外，应同时综合考虑既往治疗方案的疗效（包括持续缓解时间）及耐受性等因素。

4.1无del（17p）/TP53基因突变难治复发CLL的治疗

表1-5 11　无del（17p）/TP53基因突变难治复发CLL的治疗方案推荐

	优先推荐	次要推荐
身体状态良好的患者	伊布替尼泽布替尼奥布替尼	苯达莫司汀+利妥昔单抗±伊布替尼（用于IGHV有突变，且60岁及以上）维奈克拉+利妥昔单抗/奥妥珠单抗大剂量甲泼尼龙+利妥昔单抗奥妥珠单抗来那度胺±利妥昔单抗参加临床试验
身体状态欠佳的患者	伊布替尼泽布替尼奥布替尼	苯丁酸氮芥+利妥昔单抗/奥妥珠单抗维奈克拉+利妥昔单抗/奥妥珠单抗大剂量甲泼尼龙+利妥昔单抗奥妥珠单抗来那度胺±利妥昔单抗参加临床试验

4.2　伴del（17p）/TP53基因突变难治复发CLL的治疗

表1-5-12　伴del（17p）/TP53基因突变难治复发CLL患者的治疗方案推荐

优先推荐	次要推荐
伊布替尼泽布替尼奥布替尼维奈克拉+利妥昔单抗/奥妥珠单抗	大剂量甲泼尼龙+利妥昔单抗来那度胺±利妥昔单抗

一项基于中国难治复发CLL/SLL的临床研究也证

实包括高危细胞遗传学在内的所有亚组，泽布替尼治疗均获很好的持久缓解，耐受良好，因此作为难治复发的优先推荐。另一种中国自主研发的二代BTK抑制剂奥布替尼具有较高选择性，治疗难治复发取得了理想疗效，特别是在目前报道的所有BTK抑制剂中CR率最高（中位随访31.2个月，CR/CRi[骨髓未恢复的CR]率为26.3%），因此也作为难治复发的优先推荐。

5 CLL组织学转化和进展患者的治疗

5.1 组织学转化

对临床疑有转化者，为避免假阴性或假阳性，尽可能行淋巴结切除活检以确诊，无法切检时，可用粗针穿刺，行免疫组化、流式细胞学等确诊。可用PET-CT指导活检部位。

组织学转化在组织病理学上主要为弥漫大B细胞淋巴瘤（Diffuse large B-cell lymphoma，DLBCL），少数经典型霍奇金淋巴瘤（Classical Hodgkin lymphoma，cHL）。对前者，尽量行CLL和转化后组织的IGHV测序以明确克隆起源，同一起源患者预后差。

治疗前除行常规CLL治疗前评估外，对转化淋巴瘤的预后相关特征按相应淋巴瘤评估包括分期、预后等。对Richter综合征的患者，需据转化的组织学类型及是否为克隆相关决定治疗方案。

5.1.1 克隆无关的 DLBCL

参照 DLBCL 进行治疗。

5.1.2 克隆相关的 DLBCL 或不明克隆起源

可选用免疫化疗[R-DA-EPOCH、R-HyperCVAD（A 方案）、R-CHOP] ±维奈克拉或 BTK 抑制剂、程序性死亡受体-1（PD-1）单抗、参加临床试验（CAR-T 疗效显著，优先推荐参加临床试验）等方案，如获缓解，尽可能行异基因造血干细胞移植，否则参照难治复发 DLBCL 治疗方案。

5.1.3 cHL

参考 cHL 治疗方案。

5.2 组织学进展

组织学进展包括：①加速期 CLL：淋巴结活检增殖中心扩张（大于一个 20×视野）或融合且 Ki-67>40% 或每个增殖中心>2.4 个有丝分裂象；②CLL 伴幼淋细胞增多（CLL with prolymphocytosis，CLL/PL）：外周血的幼稚淋巴细胞比例增加（10%~55%）。

治疗前除行常规 CLL 治疗前评估外，还需 PET-CT 或增强 CT 检查。

CLL/PL 或加速期 CLL：CLL/PL 或加速期 CLL 不同于 Richter 综合征，但预后较差，目前无最佳治疗方案。临床参照 CLL 治疗方案。

第五节 CLL 的支持治疗

1 感染预防

大多发病年龄较大，存在体液免疫缺陷且治疗方案大多含有免疫抑制剂，因此，CLL 存在各种病原体（细菌、病毒）感染的较大风险。对反复感染且 IgG<5g/L 的 CLL，需静注丙种球蛋白（IVIG）至 IgG>5~7g/L 以提高非特异性免疫力。

2 HBV 再激活

参照《中国淋巴瘤合并 HBV 感染管理专家共识》行预防和治疗。

3 免疫性血细胞减少

一线治疗采用糖皮质激素，无效则为治疗指征，启动 CLL 治疗。氟达拉滨相关的自身免疫性溶血，应避免再次使用。

4 肿瘤溶解综合征（TLS）

对 TLS 发生风险较高者，应密切监测相关血液指标（钾、尿酸、钙、磷及 LDH 等），同时进行充足的水化碱化。尤其维奈克拉治疗应行 TLS 危险分级并予相应的预防措施。

第六节　CLL中医中药治疗

中医无淋巴瘤病名，2009年《规范常见血液病中医病名建议》确定"恶核"为淋巴瘤中医学病名，CLL沿用"恶核"病名，肝脾肿大可参考"癥积"；乏力，全血细胞减少可参考"虚劳"。

中医药治疗淋巴瘤方案众多，但未达成共识，淋巴瘤种类众多，目前CLL/SLL在新药时代慢病管理模式下成为可以长生存的疾病，进一步规范诊疗路径、辨病辨证相结合，精准分期分层为中西整合优化治疗的基本策略。

1　病因病机

中医学对于CLL的认识并无系统论述，缺乏统一标准，对其病机多责之于"痰浊、瘀毒、正虚"，国医大师周仲瑛教授于20世纪90年代率先提出"癌毒"学说，广泛用于中医肿瘤临床治疗，癌毒是肿瘤的特异性致病因子，正虚癌毒是本病核心病机，祛除癌毒贯穿始终；所谓"无痰不成核"，淋巴结肿大、无名肿块，多属痰浊，痰浊有寒热之分，凝滞血脉，郁而化热，耗伤气血，癌毒伤正，于至虚之处肆意生长，其病机多为两种以上的单一病机兼夹、转化、复合为患，即"复合病机"，正气与"癌毒"交争，决定疾病进展速度。临床在消癌解毒基础上以复合病机阐释并发症、兼证。

2 治疗原则

规范诊疗路径，分期分段分群，辨病辨证结合，精准治疗，重视个体；中西内外并举，多法综合，减毒增效，减少并发症，提高生存质量。

3 区分不同时期中药西药的权重，优势互补

早期：一般无明显不适主诉，仅在检查血常规时发现白细胞数增高，此期以邪实为主，是中医药介入的最佳时机，邪气充盛，正气未虚，攻邪为主，在一定程度上降低白细胞计数，延缓病情。此期病情轻，无治疗指征，以单纯中药治疗为主。

中期：体表包块，或脏器肿大，逐渐出现不同程度的乏力，消瘦，潮热盗汗，此期正虚邪实；已有不同程度的正气虚损，此时攻邪一定要注意扶助正气，以中西整合治疗为主。中医治疗重点在于扶正，提高治疗耐受性，减少并发症，提高生活质量为主。

晚期：可见乏力、黄疸、皮肤紫斑、疱疹，丘疹等表现，此时正衰邪盛，病情进展，一派虚劳征象，正气已衰，邪气独盛。此时虽扶正而正气难以恢复，

若攻邪但正已虚，恐难任攻伐，此阶段多属复发难治阶段，中西整合治疗，加强支持，中医药以扶正抗癌兼顾。

4　区分免疫化疗期、维持治疗期

免疫化疗期药毒伤正，西药控制癌毒，中药扶正助力抗癌，重在增加治疗耐受性，减少副作用所导致的治疗中断、调整脏腑功能、平调阴阳、减毒增效；免疫化疗结束后结合疗效评估及肿瘤残留指导治疗，癌毒未尽则扶正抗癌协同增效，进一步清除肿瘤，减少复发；癌毒已祛，则重在扶正调整脏腑功能，勿使攻伐太过徒伤其正。

5　辨证论治

依据《恶性淋巴瘤中医临床路径与诊疗方案（2018 年版）》《淋巴瘤中西医结合诊疗专家共识（2020 年）》，证候标准参照《常见血液病中医诊疗范例》结合癌毒病机理论及目前中西医整合治疗文献辨证分型如下：

（1）痰毒凝结型：常见颈部、腹股沟等处淋巴结肿大，舌淡苔白，脉弦滑，治宜化痰解毒散结，方选柴胡疏肝散加消瘰丸加减。

（2）痰热蕴结型：全身多处肿核，或胁下痞块，皮色发红，或伴瘙痒，兼见口舌生疮，伴见口干口苦，舌红苔黄，脉数，治以清热解毒、祛痰散结。推荐方药：黄连解毒汤加消瘰丸加减。元参、煅牡蛎、生地、黄连、黄芩、黄柏、栀子。

（3）寒痰凝滞证：颈项、耳旁、腋下、鼠蹊等处肿核，不痛不痒，皮色如常，坚硬如石，兼见形寒肢冷，神疲乏力，面白少华，舌质淡，苔白或腻，脉沉或细。治法：散寒解毒，化痰散结；推荐方约：阳和汤加减。熟地、肉桂、白芥子、姜炭、生甘草、麻黄、鹿角胶。

（4）瘀毒互结型：常见全身多处肿核，或胁下痞块，时而疼痛，活动差，兼见面色黯黑，舌红苔腻，脉弦涩，治宜解毒活血，推荐方药：和营软坚丸、消瘰丸加减。

（5）气虚痰毒型：常见颈部肿块，肿核质硬、无痛，伴面色无华，颜面或下肢浮肿，乏力倦怠，舌淡苔白，边有齿痕，脉沉细而迟，治宜温阳利水祛湿，方选黄芪防己汤或真武汤加减。

（6）阴虚痰毒型：全身多处肿核，或胁下痞块，伴见午后潮热，盗汗，腰膝酸软，舌红少苔，脉细数，治宜滋补肝肾、解毒散结，可选大补阴丸合消瘰丸加减。

6 对症治疗

本病的伴随症状，如皮肤瘙痒、皮疹、盗汗等，口腔溃疡、放化疗相关的胃肠道反应及便秘等；化疗药物相关的周围神经病变，部分症状西医缺乏对应治疗而中医有较好疗效。

（1）皮肤瘙痒与皮疹：热毒郁表证用麻黄连翘赤小豆汤；风热里实证用防风通圣散；血虚生风证用消风散；BTK抑制剂使用中皮肤瘀斑可用犀角地黄汤。

（2）淋巴瘤发热：青蒿鳖甲汤合泻心汤加减。

自汗与盗汗：营卫不调证用桂枝汤、气虚不固证用玉屏风散；气阴两虚证用生脉饮；阴虚火旺证用当归六黄汤。

（3）胃肠道反应：多属寒热错杂证，以半夏泻心汤加减，腹泻属湿热内蕴可加白头翁汤、胃气不降证用旋覆代赭汤、脾胃不和证用香砂六君子汤；中焦虚寒证用理中汤。

（4）口腔溃疡：外用锡类散、养阴生肌散、六神丸等。

（5）周围神经病变：气虚血瘀证用黄芪桂枝五物汤；肝气瘀滞证用柴胡桂枝汤；寒湿阻滞证用薏苡仁汤。

7 注意事项

要注意有毒中药的正确使用，攻毒不必祛邪务尽，而伤其正，同时应通过配伍达到减毒增效的目的，重视有毒药物的量效关系，更要重视扶正与祛邪的关系，避免过度治疗。

与BTK抑制剂同时使用时注意中药对于CYP3A4的影响。BTK抑制剂如伊布替尼、泽布替尼主要通过细胞色素 P450 3A4 酶（CYP3A4）代谢成多种代谢产物，使用中药过程中注意避免对于CYP3A4酶的影响。

8 扶正与康复

中医药康复可参与太极拳、五禽戏、易筋经等传统功法，引导调气，也可配合针灸，改善化疗药物相关神经毒性、骨痛、腰痛等症状。

中药外敷：大黄、川乌、草乌等适量研末，蜂蜜调敷肿大之淋巴结，纱布固定；大黄研末水调敷于神阙穴，减轻化疗后便秘。

针灸疗法：三阴交、丰隆、足三里、阴陵泉，颈部恶核可加外关、天井。

情绪调节：太极拳、五禽戏、易筋经等传统功法，引导调气，慢性淋巴细胞白血病患者进行正念认知疗法辅助治疗，可以有效降低患者的焦虑、抑郁水平，提高患者生活质量。

第七节　CLL的疗效标准

在CLL患者的治疗中应定期进行疗效评估，诱导治疗通常以6个疗程为宜，建议治疗3~4个疗程时进行中期疗效评估，疗效标准见表1-5-13。

CR：达到表1-5-13所有标准，无疾病相关症状；

骨髓未恢复的CR（CRi）：除骨髓未恢复正常外，其他符合CR标准；

PR：至少达到2个A组标准+1个B组标准；

疾病稳定（Stable disease，SD）：疾病无进展同时不能达到PR；

PD：达到任何1个A组或B组标准；

复发：患者达到CR或PR，≥6个月后PD；

难治：治疗失败（未获CR或PR）或最后1次化疗后<6个月PD；

伴有淋巴细胞增高的PR（PR-L）：B细胞受体信号通路的小分子抑制剂如BTK抑制剂和磷脂酰肌醇3激酶δ（Phosphatidylinositol 3 kinase δ，PI3Kδ）抑制剂治疗后出现短暂淋巴细胞增高，淋巴结、脾脏缩小，淋巴细胞增高在最初几周出现，并会持续数月，此时单纯的淋巴细胞增高不作为疾病进展；

微小残留病灶（Minimal residual lesions，MRD）阴性：多色流式细胞学检测残存白血病细胞<1×10^{-4}。对于初步疗效评估为CR的患者，应进行骨髓穿刺及活检检查。

骨髓检查时机：化疗或化学免疫治疗方案结束后治疗2个月；伊布替尼、泽布替尼、奥布替尼等需要持续治疗的患者，应在患者达到最佳反应至少2个月后。

骨髓活检是确认CR的必需检查，对于其他条件符合CR而免疫组织化学显示CLL细胞组成的淋巴小结的患者，评估为结节性部分缓解（nPR）。

表1-5-13 慢性淋巴细胞白血病的疗效标准

参数	CR	PR	PR-L	PD
A组：用于评价肿瘤负荷				
淋巴结肿大	无>1.5 cm	缩小≥50%	缩小≥50%	增大≥50%
肝脏肿大	无	缩小≥50%	缩小≥50%	增大≥50%
脾脏肿大	无	缩小≥50%	缩小≥50%	增大≥50%
骨髓	增生正常，淋巴细胞比例<30%，无B细胞性淋巴小结；骨髓增生低下则为CR伴骨髓造血不完全恢复	骨髓浸润较基线降低 ≥50%，或出现B细胞性淋巴小结	骨髓浸润较基线降低 ≥50%，或出现B细胞性淋巴小结	

参数	CR	PR	PR-L	PD
ALC	<4×10⁹/L	较基线降低≥50%	淋巴细胞升高或较基线下降≥50%	较基线升高≥50%
B组：评价骨髓造血功能				
PLT（不使用生长因子）	>100×10⁹/L	>100×10⁹/L或较基线升高≥50%	>100×10⁹/L或较基线升高≥50%	由于CLL本病下降≥50%
HGB（无输血、不使用生长因子）	>110g/L	>110g/L或较基线升高≥50%	>110g/L或较基线升高≥50%	由于CLL本病下降>20g/L
ANC（不使用生长因子）	>1.5×10⁹/L	>1.5×10⁹/L或较基线升高>50%	>1.5×10⁹/L或较基线升高>50%	

注：ALC：外周血淋巴细胞绝对值；ANC：外周血中性粒细胞绝对值。

第八节　CLL 的随访与康复

完成诱导治疗（一般6个疗程）达 CR 或 PR 后，应定期随访，包括每3个月血细胞计数及肝、脾、淋巴结触诊检查等。伊布替尼、泽布替尼、奥布替尼等 BTK 抑制剂需长期治疗至疾病进展或不耐受，因此在 BTK 抑制剂治疗期间应定期随访，包括每1~3个月血细胞计数，肝、脾、淋巴结触诊，以及BTK抑制剂相关不良反应检查等。还应特别注意继发恶性肿瘤（包括骨髓增生异常综合征、AML及实体瘤等）的出现。

康复治疗是肿瘤整合治疗的一个重要部分，目前缺乏针对CLL康复治疗的研究，合理使用康复训练、将中医治疗纳入CLL的康复治疗可能改善预后和生活质量。

[1] 樊代明主编. 整合肿瘤学·临床卷. 科学出版社，北京，2021.

[2] 樊代明主编. 整合肿瘤学·基础卷. 世界图书出版西安有限公司，西安，2021.

[3] ARBER D A，ORAZI A，HASSERJIAN R，et al. The 2016 revision to the World Health Organization classification of myeloid neoplasms and acute leukemia [J]. Blood，2016，127（20）：2391-405.

[4] DöHNER H，ESTEY E，GRIMWADE D，et al. Diagnosis and management of AML in adults：2017 ELN recommendations from an international expert panel [J]. Blood，2017，129（4）：424-47.

[5] MI Y，XUE Y，YU W，et al. Therapeutic experience of adult acute myeloid leukemia in a single institution of China and its relationship with chromosome karyotype [J]. Leukemia & lymphoma，2008，49（3）：524-30.

[6] JIN J，WANG J X，CHEN F F，et al. Homoharringtonine-based induction regimens for patients with de-novo acute myeloid leukaemia：a multicentre，open-label，randomised，controlled phase 3 trial [J]. The Lancet Oncology，2013，14（7）：599-608.

[7] WEI H，ZHOU C，LIN D，et al. Benefit of intermediate-dose cytarabine containing induction in molecular subgroups of acute myeloid leukemia [J]. Haematologica，2020，106（5）：1491-5.

[8] WEI H，WANG Y，GALE R P，et al. Randomized Trial of Intermediate-dose Cytarabine in Induction and Consolidation Therapy in Adults with Acute Myeloid Leukemia [J]. Clinical cancer

research: an official journal of the American Association for Cancer Research, 2020, 26 (13): 3154-61.

[9] WEI S, WANG S, QIU S, et al. Clinical and laboratory studies of 17 patients with acute myeloid leukemia harboring t (7; 11) (p15; p15) translocation [J]. Leukemia research, 2013, 37 (9): 1010-5.

[10] PAPAEMMANUIL E, GERSTUNG M, BULLINGER L, et al. Genomic Classification and Prognosis in Acute Myeloid Leukemia [J]. The New England journal of medicine, 2016, 374 (23): 2209-21.

[11] GALE R E, LAMB K, ALLEN C, et al. Simpson's Paradox and the Impact of Different DNMT3A Mutations on Outcome in Younger Adults With Acute Myeloid Leukemia [J]. Journal of clinical oncology: official journal of the American Society of Clinical Oncology, 2015, 33 (18): 2072-83.

[12] FERNANDEZ H F, SUN Z, YAO X, et al. Anthracycline dose intensification in acute myeloid leukemia [J]. The New England journal of medicine, 2009, 361 (13): 1249-59.

[13] OHTAKE S, MIYAWAKI S, FUJITA H, et al. Randomized study of induction therapy comparing standard-dose idarubicin with high-dose daunorubicin in adult patients with previously untreated acute myeloid leukemia: the JALSG AML201 Study [J]. Blood, 2011, 117 (8): 2358-65.

[14] BURNETT A K, RUSSELL N H, HILLS R K, et al. A randomized comparison of daunorubicin 90 mg/m2 vs 60 mg/m2 in AML induction: results from the UK NCRI AML17 trial in 1206 patients [J]. Blood, 2015, 125 (25): 3878-85.

[15] LIU J, MI Y, FU M, et al. Intensive induction chemotherapy with regimen containing intermediate dose cytarabine in the treatment of de novo acute myeloid leukemia [J]. American journal of hematology, 2009, 84 (7): 422-7.

[16] MAYER R J，DAVIS R B，SCHIFFER C A，et al. Intensive postremission chemotherapy in adults with acute myeloid leukemia. Cancer and Leukemia Group B [J]. The New England journal of medicine，1994，331（14）：896-903.

[17] BURNETT A K，RUSSELL N H，HILLS R K，et al. Optimization of chemotherapy for younger patients with acute myeloid leukemia：results of the medical research council AML15 trial [J]. Journal of clinical oncology：official journal of the American Society of Clinical Oncology，2013，31（27）：3360-8.

[18] CORNELISSEN J J，VERSLUIS J，PASSWEG J R，et al. Comparative therapeutic value of post-remission approaches in patients with acute myeloid leukemia aged 40-60 years [J]. Leukemia，2015，29（5）：1041-50.

[19] ZITTOUN R A，MANDELLI F，WILLEMZE R，et al. Autologous or allogeneic bone marrow transplantation compared with intensive chemotherapy in acute myelogenous leukemia. European Organization for Research and Treatment of Cancer（EORTC）and the Gruppo Italiano Malattie Ematologiche Maligne dell'Adulto（GIMEMA）Leukemia Cooperative Groups [J]. The New England journal of medicine，1995，332（4）：217-23.

[20] CASSILETH P A，HARRINGTON D P，APPELBAUM F R，et al. Chemotherapy compared with autologous or allogeneic bone marrow transplantation in the management of acute myeloid leukemia in first remission [J]. The New England journal of medicine，1998，339（23）：1649-56.

[21] 秘营昌，卞寿庚，薛艳萍，等.急性髓系白血病完全缓解后治疗周期的初步探讨 [J]. 中华血液学杂志，2001，22（10）：4.

[22] KORETH J，SCHLENK R，KOPECKY K J，et al. Allogeneic stem cell transplantation for acute myeloid leukemia in first

complete remission: systematic review and meta-analysis of prospective clinical trials [J]. Jama, 2009, 301 (22): 2349-61.

[23] PAUTAS C, MERABET F, THOMAS X, et al. Randomized study of intensified anthracycline doses for induction and recombinant interleukin-2 for maintenance in patients with acute myeloid leukemia age 50 to 70 years: results of the ALFA-9801 study [J]. Journal of clinical oncology: official journal of the American Society of Clinical Oncology, 2010, 28 (5): 808-14.

[24] GARDIN C, TURLURE P, FAGOT T, et al. Postremission treatment of elderly patients with acute myeloid leukemia in first complete remission after intensive induction chemotherapy: results of the multicenter randomized Acute Leukemia French Association (ALFA) 9803 trial [J]. Blood, 2007, 109 (12): 5129-35.

[25] GARDIN C, CHEVRET S, PAUTAS C, et al. Superior long-term outcome with idarubicin compared with high-dose daunorubicin in patients with acute myeloid leukemia age 50 years and older [J]. Journal of clinical oncology: official journal of the American Society of Clinical Oncology, 2013, 31 (3): 321-7.

[26] LöWENBERG B, OSSENKOPPELE G J, VAN PUTTEN W, et al. High-dose daunorubicin in older patients with acute myeloid leukemia [J]. The New England journal of medicine, 2009, 361 (13): 1235-48.

[27] DINARDO C D, PRATZ K W, LETAI A, et al. Safety and preliminary efficacy of venetoclax with decitabine or azacitidine in elderly patients with previously untreated acute myeloid leukaemia: a non-randomised, open-label, phase 1b study [J]. The Lancet Oncology, 2018, 19 (2): 216-28.

[28] DINARDO C D, PRATZ K, PULLARKAT V, et al. Veneto-clax combined with decitabine or azacitidine in treatment-na-ive, elderly patients with acute myeloid leukemia [J]. Blood, 2019, 133 (1): 7-17.

[29] DINARDO C D, JONAS B A, PULLARKAT V, et al. Azaciti-dine and Venetoclax in Previously Untreated Acute Myeloid Leukemia [J]. The New England journal of medicine, 2020, 383 (7): 617-29.

[30] DOMBRET H, SEYMOUR J F, BUTRYM A, et al. Interna-tional phase 3 study of azacitidine vs conventional care regi-mens in older patients with newly diagnosed AML with >30% blasts [J]. Blood, 2015, 126 (3): 291-9.

[31] FENAUX P, MUFTI G J, HELLSTRöM-LINDBERG E, et al. Azacitidine prolongs overall survival compared with conven-tional care regimens in elderly patients with low bone marrow blast count acute myeloid leukemia [J]. Journal of clinical on-cology: official journal of the American Society of Clinical On-cology, 2010, 28 (4): 562-9.

[32] KANTARJIAN H M, THOMAS X G, DMOSZYNSKA A, et al. Multicenter, randomized, open-label, phase III trial of decitabine versus patient choice, with physician advice, of ei-ther supportive care or low-dose cytarabine for the treatment of older patients with newly diagnosed acute myeloid leukemia [J]. Journal of clinical oncology: official journal of the Ameri-can Society of Clinical Oncology, 2012, 30 (21): 2670-7.

[33] QIAN S X, LI J Y, TIAN T, et al. Effect of low-dose cytara-bine and aclarubicin in combination with granulocyte colony-stimulating factor priming (CAG regimen) on the outcome of elderly patients with acute myeloid leukemia [J]. Leukemia re-search, 2007, 31 (10): 1383-8.

[34] LI J, CHEN Y, ZHU Y, et al. Efficacy and safety of decitabi-

ne in combination with G-CSF, low-dose cytarabine and acla-rubicin in newly diagnosed elderly patients with acute myeloid leukemia [J]. Oncotarget, 2015, 6 (8): 6448-58.

[35] STORB R. Can reduced-intensity allogeneic transplantation cure older adults with AML? [J]. Best practice & research Clinical haematology, 2007, 20 (1): 85-90.

[36] VERSLUIS J, HAZENBERG C L, PASSWEG J R, et al. Post-remission treatment with allogeneic stem cell transplantation in patients aged 60 years and older with acute myeloid leukaemia: a time-dependent analysis [J]. The Lancet Haematology, 2015, 2 (10): e427-36.

[37] HULS G, CHITU D A, HAVELANGE V, et al. Azacitidine maintenance after intensive chemotherapy improves DFS in older AML patients [J]. Blood, 2019, 133 (13): 1457-64.

[38] WEI A H, DöHNER H, POCOCK C, et al. Oral Azacitidine Maintenance Therapy for Acute Myeloid Leukemia in First Remission [J]. The New England journal of medicine, 2020, 383 (26): 2526-37.

[39] LO-COCO F, AVVISATI G, VIGNETTI M, et al. Retinoic acid and arsenic trioxide for acute promyelocytic leukemia [J]. The New England journal of medicine, 2013, 369 (2): 111-21.

[40] BURNETT A K, RUSSELL N H, HILLS R K, et al. Arsenic trioxide and all-trans retinoic acid treatment for acute promyelocytic leukaemia in all risk groups (AML17): results of a randomised, controlled, phase 3 trial [J]. The Lancet Oncology, 2015, 16 (13): 1295-305.

[41] ZHU H, WU D, XI Z, et al. Oral Arsenic Plus Retinoic Acid Versus Intravenous Arsenic Plus Retinoic Acid for Non-High Risk Acute Promyelocytic Leukemia: A Multicenter Randomized Controlled Trials [J]. Blood, 2017, 130 (Suppl_1):

641-.

[42] ZHU H H, WU D P, JIN J, et al. Oral Tetra-Arsenic Tetra-Sulfide Formula Versus Intravenous Arsenic Trioxide As First-Line Treatment of Acute Promyelocytic Leukemia: A Multi center Randomized Controlled Trial [J]. Journal of Clinical Oncology Official Journal of the American Society of Clinical Oncology, 2013, 31 (33): 4215.

[43] ILAND H J, COLLINS M, BRADSTOCK K, et al. Use of arsenic trioxide in remission induction and consolidation therapy for acute promyelocytic leukaemia in the Australasian Leukaemia and Lymphoma Group (ALLG) APML4 study: a non-randomised phase 2 trial [J]. The Lancet Haematology, 2015, 2 (9): e357-66.

[44] PERL A E, ALTMAN J K, CORTES J, et al. Selective inhibition of FLT3 by gilteritinib in relapsed or refractory acute myeloid leukaemia: a multicentre, first-in-human, open-label, phase 1-2 study [J]. The Lancet Oncology, 2017, 18 (8): 1061-75.

[45] PERL A E, MARTINELLI G, CORTES J E, et al. Gilteritinib or Chemotherapy for Relapsed or Refractory FLT3-Mutated AML [J]. The New England journal of medicine, 2019, 381 (18): 1728-40.

[46] DINARDO C D, STEIN E M, DE BOTTON S, et al. Durable Remissions with Ivosidenib in IDH1-Mutated Relapsed or Refractory AML [J]. The New England journal of medicine, 2018, 378 (25): 2386-98.

[47] DINARDO C D, STEIN A S, STEIN E M, et al. Mutant Isocitrate Dehydrogenase 1 Inhibitor Ivosidenib in Combination With Azacitidine for Newly Diagnosed Acute Myeloid Leukemia [J]. Journal of clinical oncology: official journal of the American Society of Clinical Oncology, 2021, 39 (1): 57-

65.

[48] STEIN E M, DINARDO C D, POLLYEA D A, et al. Enasidenib in mutant IDH2 relapsed or refractory acute myeloid leukemia [J]. Blood, 2017, 130 (6): 722-31.

[49] RAM R, AMIT O, ZUCKERMAN T, et al. Venetoclax in patients with acute myeloid leukemia refractory to hypomethylating agents -a multicenter historical prospective study [J]. Annals of hematology, 2019, 98 (8): 1927-32.

[50] ALDOSS I, YANG D, ARIBI A, et al. Efficacy of the combination of venetoclax and hypomethylating agents in relapsed/refractory acute myeloid leukemia [J]. Haematologica, 2018, 103 (9): e404-e7.

[51] LOU Y, SHAO L, MAO L, et al. Efficacy and predictive factors of venetoclax combined with azacitidine as salvage therapy in advanced acute myeloid leukemia patients: A multicenter retrospective study [J]. Leukemia research, 2020, 91: 106317.

[52] BARRY E, ALVAREZ J A, SCULLY R E, et al. Anthracycline-induced cardiotoxicity: course, pathophysiology, prevention and management [J]. Expert opinion on pharmacotherapy, 2007, 8 (8): 1039-58.

[53] CVETKOVIĆ R S, SCOTT L J. Dexrazoxane: a review of its use for cardioprotection during anthracycline chemotherapy [J]. Drugs, 2005, 65 (7): 1005-24.

[54] SEIDMAN A, HUDIS C, PIERRI M K, et al. Cardiac dysfunction in the trastuzumab clinical trials experience [J]. Journal of clinical oncology: official journal of the American Society of Clinical Oncology, 2002, 20 (5): 1215-21.

[55] 中华医学会血液学分会，中国医师协会血液科医师分会. 中国中性粒细胞缺乏伴发热患者抗菌药物临床应用指南（2020年版）[J]. 中华血液学杂志，2020，41（12）：10.

[56] SANDHERR M, HENTRICH M, VON LILIENFELD-TOAL M, et al. Antiviral prophylaxis in patients with solid tumours and haematological malignancies--update of the Guidelines of the Infectious Diseases Working Party (AGIHO) of the German Society for Hematology and Medical Oncology (DGHO) [J]. Annals of hematology, 2015, 94 (9): 1441-50.

[57] MALLET V, VAN BöMMEL F, DOERIG C, et al. Management of viral hepatitis in patients with haematological malignancy and in patients undergoing haemopoietic stem cell transplantation: recommendations of the 5th European Conference on Infections in Leukaemia (ECIL-5) [J]. The Lancet Infectious diseases, 2016, 16 (5): 606-17.

[58] SCHUURHUIS G J, HEUSER M, FREEMAN S, et al. Minimal/measurable residual disease in AML: a consensus document from the European LeukemiaNet MRD Working Party [J]. Blood, 2018, 131 (12): 1275-91.

[59] 中国抗癌协会血液肿瘤专业委员会, 中华医学会血液学分会白血病淋巴瘤学组. 中国成人急性淋巴细胞白血病诊断与治疗指南 (2016年版) [J]. 中华血液学杂志, 2016, 37 (010): 837-45.

[60] NCCN Clinical Practice Guidelines in Oncology—Acute Lymphoblastic Leukemia (2021 Version 1.0)

[61] HAFERLACH T, KERN W, SCHNITTGER S, et al. Modern diagnostics in acute leukemias [J]. Critical Reviews in Oncology & Hematology, 2005, 56 (2): 223-34.

[62] MI J Q, WANG X, YAO Y, et al. Newly diagnosed acute lymphoblastic leukemia in China (II): prognosis related to genetic abnormalities in a series of 1091 cases [J]. Leukemia, 2012, 26 (7): 1507-16.

[63] ANNINO L, VEGNA M L, CAMERA A, et al. Treatment of adult acute lymphoblastic leukemia (ALL): Long-term fol-

low-up of the GIMEMA ALL 0288 randomized study [J]. Blood, 2002, 99 (3): 863-71.

[64] ROWE J M, BUCK G, BURNETT A K, et al. Induction therapy for adults with acute lymphoblastic leukemia: results of more than 1500 patients from the international ALL trial: MRC UKALL XII/ECOG E2993 [J]. Blood, 2005, 106 (12): 3760-7.

[65] HUGUET F, LEGUAY T, RAFFOUX E, et al. Pediatric-inspired therapy in adults with Philadelphia chromosome-negative acute lymphoblastic leukemia: the GRAALL-2003 study [J]. Journal of clinical oncology: official journal of the American Society of Clinical Oncology, 2009, 27 (6): 911-8.

[66] BARRY E, DEANGELO D J, NEUBERG D, et al. Favorable outcome for adolescents with acute lymphoblastic leukemia treated on Dana-Farber Cancer Institute Acute Lymphoblastic Leukemia Consortium Protocols [J]. Journal of clinical oncology: official journal of the American Society of Clinical Oncology, 2007, 25 (7): 813-9.

[67] DEANGELO D J, STEVENSON K E, DAHLBERG S E, et al. Long-term outcome of a pediatric-inspired regimen used for adults aged 18-50 years with newly diagnosed acute lymphoblastic leukemia [J]. Leukemia, 2015, 29 (3): 526-34.

[68] TOFT N, BIRGENS H, ABRAHAMSSON J, et al. Results of NOPHO ALL2008 treatment for patients aged 1-45 years with acute lymphoblastic leukemia [J]. Leukemia, 2018, 32 (3): 606-15.

[69] HUGUET F, CHEVRET S, LEGUAY T, et al. Intensified Therapy of Acute Lymphoblastic Leukemia in Adults: Report of the Randomized GRAALL-2005 Clinical Trial [J]. Journal of clinical oncology: official journal of the American Society of Clinical Oncology, 2018, 36 (24): 2514-23.

[70] VITALE A，GUARINI A，ARIOLA C，et al. Adult T-cell acute lymphoblastic leukemia：biologic profile at presentation and correlation with response to induction treatment in patients enrolled in the GIMEMA LAL 0496 protocol [J]. Blood，2006，107（2）：473-9.

[71] KANTARJIAN H，THOMAS D，O'BRIEN S，et al. Long-term follow-up results of hyperfractionated cyclophosphamide，vincristine， doxorubicin， and dexamethasone （Hyper-CVAD），a dose-intensive regimen，in adult acute lymphocytic leukemia [J]. Cancer，2004，101（12）：2788-801.

[72] RIBERA J M，ORIOL A，MORGADES M，et al. Treatment of high-risk Philadelphia chromosome-negative acute lympho-blastic leukemia in adolescents and adults according to early cytologic response and minimal residual disease after consoli-dation assessed by flow cytometry：final results of the PETHE-MA ALL-AR-03 trial [J]. Journal of clinical oncology：official journal of the American Society of Clinical Oncology，2014，32（15）：1595-604.

[73] STOCK W，LUGER S M，ADVANI A S，et al. A pediatric regimen for older adolescents and young adults with acute lym-phoblastic leukemia： results of CALGB 10403 [J]. Blood，2019，133（14）：1548-59.

[74] 赵邢力，魏辉，林冬，等. 成人Ph阴性急性淋巴细胞白血病的优化治疗 [J]. 中华血液学杂志，2014，35（10）：873-9.

[75] 王婧，江滨，刘开彦，等. 2000-2013年成人急性淋巴细胞白血病患者疗效单中心分析 [J]. 中华血液学杂志，2015，36（9）：726-32.

[76] WILLEMZE R，LABAR B. Post-remission treatment for adult patients with acute lymphoblastic leukemia in first remission：is there a role for autologous stem cell transplantation? [J]. Sem-

inars in Hematology, 2007, 44 (4): 267-73.

[77] RIBERA J M, ORIOL A, BETHENCOURT C, et al. Comparison of intensive chemotherapy, allogeneic or autologous stem cell transplantation as post-remission treatment for adult patients with high-risk acute lymphoblastic leukemia. Results of the PETHEMA ALL-93 trial [J]. Haematologica, 2005, 90 (10): 1346-56.

[78] JOSE-MARIA R, JUAN-JOSé O, ALBERT O, et al. Comparison of Intensive Chemotherapy, allogeneic, or Autologous Stem-Cell Transplantation As Postremission Treatment for Children With Very High Risk Acute Lymphoblastic Leukemia: PETHEMA ALL-93 Trial [J]. Journal of Clinical Oncology, 2007, 26 (1): 16-24.

[79] CHIARETTI S, MESSINA M, FOà R. BCR/ABL1 - like acute lymphoblastic leukemia: How to diagnose and treat? [J]. Cancer, 2019, 125 (2).

[80] ABAZA Y, H M K, FADERL S, et al. Hyper-CVAD plus nelarabine in newly diagnosed adult T-cell acute lymphoblastic leukemia and T-lymphoblastic lymphoma [J]. American journal of hematology, 2018, 93 (1): 91-9.

[81] JAIN N, LAMB A V, O'BRIEN S, et al. Early T-cell precursor acute lymphoblastic leukemia/lymphoma (ETP-ALL/LBL) in adolescents and adults: a high-risk subtype [J]. Blood, 2016, 127 (15): 1863-9.

[82] CONTER V, VALSECCHI M G, BULDINI B, et al. Early T-cell precursor acute lymphoblastic leukaemia in children treated in AIEOP centres with AIEOP-BFM protocols: a retrospective analysis [J]. The Lancet Haematology, 2016, 3 (2): e80-6.

[83] 弓晓媛, 王迎, 刘兵城, 等. 成人早期前体T细胞急性淋巴细胞白血病的临床特征和预后分析 [J]. 中华血液学杂志,

2018, 39（12）: 977-82.

[84] MARTELL M P, ATENAFU E G, MINDEN M D, et al. Treatment of elderly patients with acute lymphoblastic leukaemia using a paediatric-based protocol [J]. British journal of haematology, 2013, 163（4）: 458-64.

[85] BASSAN R, ROSSI G, POGLIANI E M, et al. Chemotherapy-phased imatinib pulses improve long-term outcome of adult patients with Philadelphia chromosome-positive acute lymphoblastic leukemia: Northern Italy Leukemia Group protocol 09/00 [J]. Journal of clinical oncology: official journal of the American Society of Clinical Oncology, 2010, 28（22）: 3644-52.

[86] VIGNETTI M, FAZI P, CIMINO G, et al. Imatinib plus steroids induces complete remissions and prolonged survival in elderly Philadelphia chromosome-positive patients with acute lymphoblastic leukemia without additional chemotherapy: results of the Gruppo Italiano Malattie Ematologiche dell'Adulto（GIMEMA）LAL0201 -B protocol [J]. Blood, 2007, 109（9）: 3676-8.

[87] MALAGOLA M, PAPAYANNIDIS C, BACCARANI M. Tyrosine kinase inhibitors in Ph + acute lymphoblastic leukaemia: facts and perspectives [J]. Annals of hematology, 2016, 95（5）: 681-93.

[88] SASAKI K, JABBOUR E J, RAVANDI F, et al. Hyper-CVAD plus ponatinib versus hyper-CVAD plus dasatinib as frontline therapy for patients with Philadelphia chromosome-positive acute lymphoblastic leukemia: A propensity score analysis [J]. Cancer, 2016, 122（23）: 3650-6.

[89] GIEBEL S, LABOPIN M, POTTER M, et al. Comparable results of autologous and allogeneic haematopoietic stem cell transplantation for adults with Philadelphia-positive acute lym-

phoblastic leukaemia in first complete molecular remission: An analysis by the Acute Leukemia Working Party of the EBMT [J]. European journal of cancer (Oxford, England: 1990), 2018, 96: 73-81.

[90] GIEBEL S, CZYZ A, OTTMANN O, et al. Use of tyrosine kinase inhibitors to prevent relapse after allogeneic hematopoietic stem cell transplantation for patients with Philadelphia chromosome-positive acute lymphoblastic leukemia: A position statement of the Acute Leukemia Working Party of the European Society for Blood and Marrow Transplantation [J]. Cancer, 2016, 122 (19): 2941-51.

[91] OTTMANN O G, WASSMANN B, PFEIFER H, et al. Imatinib compared with chemotherapy as front-line treatment of elderly patients with Philadelphia chromosome-positive acute lymphoblastic leukemia (Ph+ALL) [J]. Cancer, 2007, 109 (10): 2068-76.

[92] ROUSSELOT P, COUDé M M, GOKBUGET N, et al. Dasatinib and low-intensity chemotherapy in elderly patients with Philadelphia chromosome-positive ALL [J]. Blood, 2016, 128 (6): 774-82.

[93] BüRGER B, ZIMMERMANN M, MANN G, et al. Diagnostic cerebrospinal fluid examination in children with acute lymphoblastic leukemia: significance of low leukocyte counts with blasts or traumatic lumbar puncture [J]. Journal of clinical oncology: official journal of the American Society of Clinical Oncology, 2003, 21 (2): 184-8.

[94] SURAPANENI U R, CORTES J E, THOMAS D, et al. Central nervous system relapse in adults with acute lymphoblastic leukemia [J]. Cancer, 2002, 94 (3): 773-9.

[95] SANCHO J M, RIBERA J M, ORIOL A, et al. Central nervous system recurrence in adult patients with acute lymphoblas-

tic leukemia: frequency and prognosis in 467 patients without cranial irradiation for prophylaxis [J]. Cancer, 2006, 106 (12): 2540-6.

[96] GONG X, LIN D, WANG H, et al. Flow cytometric analysis of cerebrospinal fluid in adult patients with acute lymphoblastic leukemia during follow-up [J]. European journal of haematology, 2018, 100 (3): 279-85.

[97] ORIOL A, VIVES S, HERNáNDEZ-RIVAS J M, et al. Outcome after relapse of acute lymphoblastic leukemia in adult patients included in four consecutive risk-adapted trials by the PETHEMA Study Group [J]. Haematologica, 2010, 95 (4): 589-96.

[98] FADERL S, THOMAS D A, O'BRIEN S, et al. Augmented hyper-CVAD based on dose-intensified vincristine, dexamethasone, and asparaginase in adult acute lymphoblastic leukemia salvage therapy [J]. Clinical lymphoma, myeloma & leukemia, 2011, 11 (1): 54-9.

[99] SALTMAN D, BARLEV A, SESHAGIRI D, et al. Management and treatment of relapsed or refractory Ph (-) B-precursor ALL: a web-based, double-blind survey of EU clinicians [J]. BMC cancer, 2015, 15: 771.

[100] VAN DONGEN J J, VAN DER VELDEN V H, BRüGGE-MANN M, et al. Minimal residual disease diagnostics in acute lymphoblastic leukemia: need for sensitive, fast, and standardized technologies [J]. Blood, 2015, 125 (26): 3996-4009.

[101] 刘凯奇, 魏辉, 林冬, 等. 微小残留病在Ph染色体阴性急性B淋巴细胞白血病中的预后意义 [J]. 中华血液学杂志, 2018, 39 (9): 724-8.

[102] 李宗儒, 赵婷, 刘艳荣, 等. 微小残留病在高危Ph阴性急性淋巴细胞白血病中的意义 [J]. 中华血液学杂志, 2019,

40 (7): 554-60.

[103] RICHARD-CARPENTIER G, KANTARJIAN H, JAB-BOUR E. Recent Advances in Adult Acute Lymphoblastic Leukemia [J]. Current hematologic malignancy reports, 2019, 14 (2): 106-18.

[104] KANTARJIAN H, RAVANDI F, SHORT N J, et al. Inotuzumab ozogamicin in combination with low-intensity chemotherapy for older patients with Philadelphia chromosome-negative acute lymphoblastic leukaemia: a single-arm, phase 2 study [J]. The Lancet Oncology, 2018, 19 (2): 240-8.

[105] PAN J, YANG J F, DENG B P, et al. High efficacy and safety of low-dose CD19-directed CAR-T cell therapy in 51 refractory or relapsed B acute lymphoblastic leukemia patients [J]. Leukemia, 2017, 31 (12): 2587-93.

[106] PAN J, NIU Q, DENG B, et al. CD22 CAR T-cell therapy in refractory or relapsed B acute lymphoblastic leukemia [J]. Leukemia, 2019, 33 (12): 2854-66.

[107] HU Y, ZHOU Y, ZHANG M, et al. CRISPR/Cas9-Engineered Universal CD19/CD22 Dual-Targeted CAR-T Cell Therapy for Relapsed/Refractory B-cell Acute Lymphoblastic Leukemia [J]. Clinical cancer research: an official journal of the American Association for Cancer Research, 2021, 27 (10): 2764-72.

[108] CHEN Y H, ZHANG X, CHENG Y F, et al. Long-term follow-up of CD19 chimeric antigen receptor T-cell therapy for relapsed/refractory acute lymphoblastic leukemia after allogeneic hematopoietic stem cell transplantation [J]. Cytotherapy, 2020, 22 (12): 755-61.

[109] SIEGEL R L, MILLER K D, JEMAL A. Cancer statistics, 2020 [J]. CA: a cancer journal for clinicians, 2020, 70 (1): 7-30.

[110] BRANFORD S, WANG P, YEUNG D T, et al. Integrative genomic analysis reveals cancer-associated mutations at diagnosis of CML in patients with high-risk disease [J]. Blood, 2018, 132 (9): 948-61.

[111] HOCHHAUS A, BACCARANI M, SILVER R T, et al. European LeukemiaNet 2020 recommendations for treating chronic myeloid leukemia [J]. Leukemia, 2020, 34 (4): 966-84.

[112] PFIRRMANN M, CLARK R E, PREJZNER W, et al. The EUTOS long-term survival (ELTS) score is superior to the Sokal score for predicting survival in chronic myeloid leukemia [J]. Leukemia, 2020, 34 (8): 2138-49.

[113] SOKAL J E, COX E B, BACCARANI M, et al. Prognostic discrimination in "good -risk" chronic granulocytic leukemia [J]. Blood, 1984, 63 (4): 789-99.

[114] HASFORD J, PFIRRMANN M, HEHLMANN R, et al. A new prognostic score for survival of patients with chronic myeloid leukemia treated with interferon alfa. Writing Committee for the Collaborative CML Prognostic Factors Project Group [J]. Journal of the National Cancer Institute, 1998, 90 (11): 850-8.

[115] CASTAGNETTI F, GUGLIOTTA G, BRECCIA M, et al. The Use of EUTOS Long-Term Survival Score Instead of Sokal Score Is Strongly Advised in Elderly Chronic Myeloid Leukemia Patients [J]. Blood, 2018, 132 (Suppl_1): 44-.

[116] CORTES J E, SAGLIO G, KANTARJIAN H M, et al. Final 5-Year Study Results of DASISION: The Dasatinib Versus Imatinib Study in Treatment-Naïve Chronic Myeloid Leukemia Patients Trial [J]. Journal of clinical oncology: official journal of the American Society of Clinical Oncology, 2016, 34 (20): 2333-40.

[117] KHOURY H J, WILLIAMS L A, ATALLAH E, et al. Chronic Myeloid Leukemia: What Every Practitioner Needs to Know in 2017 [J]. American Society of Clinical Oncology educational book American Society of Clinical Oncology Annual Meeting, 2017, 37: 468-79.

[118] 中华医学会血液学分会. 慢性髓性白血病中国诊断与治疗指南（2020年版）[J]. 中华血液学杂志, 2020, 41（05）: 353-64.

[119] HOCHHAUS A, LARSON R A, GUILHOT F, et al. Long-Term Outcomes of Imatinib Treatment for Chronic Myeloid Leukemia [J]. The New England journal of medicine, 2017, 376（10）: 917-27.

[120] WANG J, SHEN Z X, SAGLIO G, et al. Phase 3 study of nilotinib vs imatinib in Chinese patients with newly diagnosed chronic myeloid leukemia in chronic phase: ENESTchina [J]. Blood, 2015, 125（18）: 2771-8.

[121] HUGHES T P, MAURO M J, CORTES J E, et al. Asciminib in Chronic Myeloid Leukemia after ABL Kinase Inhibitor Failure [J]. The New England journal of medicine, 2019, 381（24）: 2315-26.

[122] HUGHES T P, ROSS D M. Moving treatment-free remission into mainstream clinical practice in CML [J]. Blood, 2016, 128（1）: 17-23.

[123] BACCARANI M, PILERI S, STEEGMANN J L, et al. Chronic myeloid leukemia: ESMO Clinical Practice Guidelines for diagnosis, treatment and follow-up [J]. Annals of oncology: official journal of the European Society for Medical Oncology, 2012, 23 Suppl 7: vii72-7.

[124] BACCARANI M, DRUKER B J, BRANFORD S, et al. Long-term response to imatinib is not affected by the initial dose in patients with Philadelphia chromosome-positive chron-

ic myeloid leukemia in chronic phase: final update from the Tyrosine Kinase Inhibitor Optimization and Selectivity (TOPS) study [J]. International journal of hematology, 2014, 99 (5): 616-24.

[125] HEHLMANN R, LAUSEKER M, SAUßELE S, et al. Assessment of imatinib as first-line treatment of chronic myeloid leukemia: 10-year survival results of the randomized CML study IV and impact of non-CML determinants [J]. Leukemia, 2017, 31 (11): 2398-406.

[126] MARIN D, IBRAHIM A R, LUCAS C, et al. Assessment of BCR-ABL1 transcript levels at 3 months is the only requirement for predicting outcome for patients with chronic myeloid leukemia treated with tyrosine kinase inhibitors [J]. Journal of clinical oncology: official journal of the American Society of Clinical Oncology, 2012, 30 (3): 232-8.

[127] HANFSTEIN B, MüLLER M C, HEHLMANN R, et al. Early molecular and cytogenetic response is predictive for long-term progression-free and overall survival in chronic myeloid leukemia (CML) [J]. Leukemia, 2012, 26 (9): 2096-102.

[128] SHAH N P, GARCíA-GUTIéRREZ V, JIMéNEZ-VELASCO A, et al. Dasatinib discontinuation in patients with chronic-phase chronic myeloid leukemia and stable deep molecular response: the DASFREE study [J]. Leukemia & lymphoma, 2020, 61 (3): 650-9.

[129] REA D, NICOLINI F E, TULLIEZ M, et al. Discontinuation of dasatinib or nilotinib in chronic myeloid leukemia: interim analysis of the STOP 2G-TKI study [J]. Blood, 2017, 129 (7): 846-54.

[130] ROSS D M, MASSZI T, GóMEZ CASARES M T, et al. Durable treatment-free remission in patients with chronic my-

eloid leukemia in chronic phase following frontline nilotinib: 96-week update of the ENESTfreedom study [J]. Journal of cancer research and clinical oncology, 2018, 144 (5): 945-54.

[131] MAHON F X, BOQUIMPANI C, KIM D W, et al. Treatment-Free Remission After Second-Line Nilotinib Treatment in Patients With Chronic Myeloid Leukemia in Chronic Phase: Results From a Single-Group, Phase 2, Open-Label Study [J]. Annals of internal medicine, 2018, 168 (7): 461-70.

[132] VAN LEEUWEN R W, VAN GELDER T, MATHIJSSEN R H, et al. Drug-drug interactions with tyrosine-kinase inhibitors: a clinical perspective [J]. The Lancet Oncology, 2014, 15 (8): e315-26.

[133] PALANI R, MILOJKOVIC D, APPERLEY J F. Managing pregnancy in chronic myeloid leukaemia [J]. Annals of hematology, 2015, 94 Suppl 2: S167-76.

[134] KUWABARA A, BABB A, IBRAHIM A, et al. Poor outcome after reintroduction of imatinib in patients with chronic myeloid leukemia who interrupt therapy on account of pregnancy without having achieved an optimal response [J]. Blood, 2010, 116 (6): 1014-6.

[135] SHARF G, MARIN C, BRADLEY J A, et al. Treatment-free remission in chronic myeloid leukemia: the patient perspective and areas of unmet needs [J]. Leukemia, 2020, 34 (8): 2102-12.

[136] https: //seer.cancer.gov/statfacts/html/clyl.html.

[137] YANG S, VARGHESE A M, SOOD N, et al. Ethnic and geographic diversity of chronic lymphocytic leukaemia [J]. Leukemia, 2021, 35 (2): 433-9.

[138] MIAO Y, ZOU Y X, GU D L, et al. SF3B1 mutation predicts unfavorable treatment-free survival in Chinese chronic

lymphocytic leukemia patients [J]. Annals of translational medicine, 2019, 7 (8): 176.

[139] YANG S M, LI J Y, GALE R P, et al. The mystery of chronic lymphocytic leukemia (CLL): Why is it absent in Asians and what does this tell us about etiology, pathogenesis and biology? [J]. Blood reviews, 2015, 29 (3): 205-13.

[140] MARINELLI M, ILARI C, XIA Y, et al. Immunoglobulin gene rearrangements in Chinese and Italian patients with chronic lymphocytic leukemia [J]. Oncotarget, 2016, 7 (15): 20520-31.

[141] YI S, YAN Y, JIN M, et al. High incidence of MYD88 and KMT2D mutations in Chinese with chronic lymphocytic leukemia [J]. Leukemia, 2021, 35 (8): 2412-5.

[142] Miao Y, Xia Y, Fan L, Xu W, Li J. Genomic Landscape of Chronic Lymphocytic Leukemia in China By Targeted Gene Sequencing. Blood 2017; 130: 4298.

[143] MIAO Y, XIA Y, QIAO C, et al. Genomic Landscape of Chinese Patients with Chronic Lymphocytic Leukemia By Whole-Exome Sequencing [J]. Blood, 2019, 134 (Supplement_1): 2784-.

[144] SWER D LOW S H, CAMPO E, PILERI S A, et al. The 2016 revision of the World Health Organization classification of lymphoid neoplasms - ScienceDirect [J]. Blood, 2016.

[145] HALLEK M, CHESON B D, CATOVSKY D, et al. iwCLL guidelines for diagnosis, indications for treatment, response assessment, and supportive management of CLL [J]. Blood, 2018, 131 (25): 2745-60.

[146] XU W, LI J Y, WU Y J, et al. Clinical features and outcome of Chinese patients with monoclonal B-cell lymphocytosis [J]. Leukemia research, 2009, 33 (12): 1619-22.

[147] RAWSTRON A C, GREEN M J, KUZMICKI A, et al.

Monoclonal B lymphocytes with the characteristics of "indolent" chronic lymphocytic leukemia are present in 3.5% of adults with normal blood counts [J]. Blood, 2002, 100 (2): 635-9.

[148] DAGKLIS A, FAZI C, SALA C, et al. The immunoglobulin gene repertoire of low -count chronic lymphocytic leukemia (CLL) -like monoclonal B lymphocytosis is different from CLL: diagnostic implications for clinical monitoring [J]. Blood, 2009, 114 (1): 26-32.

[149] NIETO W G, ALMEIDA J, ROMERO A, et al. Increased frequency (12%) of circulating chronic lymphocytic leukemia-like B-cell clones in healthy subjects using a highly sensitive multicolor flow cytometry approach [J]. Blood, 2009, 114 (1): 33-7.

[150] GOLDIN L R, LANASA M C, SLAGER S L, et al. Common occurrence of monoclonal B-cell lymphocytosis among members of high-risk CLL families [J]. British journal of haematology, 2010, 151 (2): 152-8.

[151] GHIA P, PRATO G, SCIELZO C, et al. Monoclonal CD5+ and CD5- B-lymphocyte expansions are frequent in the peripheral blood of the elderly [J]. Blood, 2004, 103 (6): 2337-42.

[152] STRATI P, SHANAFELT T D. Monoclonal B-cell lymphocytosis and early-stage chronic lymphocytic leukemia: diagnosis, natural history, and risk stratification [J]. Blood, 2015, 126 (4): 454-62.

[153] HALLEK M, CHESON B D, CATOVSKY D, et al. Guidelines for the diagnosis and treatment of chronic lymphocytic leukemia: a report from the International Workshop on Chronic Lymphocytic Leukemia updating the National Cancer Institute-Working Group 1996 guidelines [J]. Blood, 2008, 111

(12)：5446-56.

[154] WHO classification of tumours of haematopoietic and lymphoid tissues（IARC WHO Classification of Tumours）revised edition.

[155] XIA Y，FAN L，WANG L，et al. Frequencies of SF3B1，NOTCH1，MYD88，BIRC3 and IGHV mutations and TP53 disruptions in Chinese with chronic lymphocytic leukemia：disparities with Europeans [J]. Oncotarget，2015，6（7）：5426-34.

[156] ZOU Y X，TANG H N，ZHANG J，et al. Low prevalence and independent prognostic role of del（11q）in Chinese patients with chronic lymphocytic leukemia [J]. Translational oncology，2021，14（10）：101176.

[157] QIN S C，XIA Y，MIAO Y，et al. MYD88 mutations predict unfavorable prognosis in Chronic Lymphocytic Leukemia patients with mutated IGHV gene [J]. Blood cancer journal，2017，7（12）：651.

[158] MIAO Y，FAN L，WU Y J，et al. Low expression of CD200 predicts shorter time-to-treatment in chronic lymphocytic leukemia [J]. Oncotarget，2016，7（12）：13551-62.

[159] LIANG J H，GAO R，DAI J C，et al. The prognostic role of HBV infection in chronic lymphocytic leukemia [J]. Journal of cancer research and clinical oncology，2018，144（7）：1309-15.

[160] LIANG J H，GAO R，XIA Y，et al. Prognostic impact of Epstein-Barr virus（EBV）-DNA copy number at diagnosis in chronic lymphocytic leukemia [J]. Oncotarget，2016，7（2）：2135-42.

[161] An international prognostic index for patients with chronic lymphocytic leukaemia（CLL-IPI）：a meta-analysis of individual patient data [J]. The Lancet Oncology，2016，17（6）：

779-90.

[162] SOUMERAI J D, NI A, DARIF M, et al. Prognostic risk score for patients with relapsed or refractory chronic lympho-cytic leukaemia treated with targeted therapies or chemoimmu-notherapy: a retrospective, pooled cohort study with external validations [J]. The Lancet Haematology, 2019, 6 (7): e366-e74.

[163] AHN I E, TIAN X, IPE D, et al. Prediction of Outcome in Patients With Chronic Lymphocytic Leukemia Treated With Ibrutinib: Development and Validation of a Four-Factor Prog-nostic Model [J]. Journal of clinical oncology: official journal of the American Society of Clinical Oncology, 2021, 39 (6): 576-85.

[164] BURGER J A, TEDESCHI A, BARR P M, et al. Ibrutinib as Initial Therapy for Patients with Chronic Lymphocytic Leu-kemia [J]. The New England journal of medicine, 2015, 373 (25): 2425-37.

[165] WOYACH J A, RUPPERT A S, HEEREMA N A, et al. Ibrutinib Regimens versus Chemoimmunotherapy in Older Pa-tients with Untreated CLL [J]. The New England journal of medicine, 2018, 379 (26): 2517-28.

[166] SHANAFELT T D, WANG X V, KAY N E, et al. Ibrutinib-Rituximab or Chemoimmunotherapy for Chronic Lymphocytic Leukemia [J]. The New England journal of medicine, 2019, 381 (5): 432-43.

[167] FISCHER K, AL-SAWAF O, BAHLO J, et al. Venetoclax and Obinutuzumab in Patients with CLL and Coexisting Condi-tions [J]. The New England journal of medicine, 2019, 380 (23): 2225-36.

[168] HALLEK M, FISCHER K, FINGERLE-ROWSON G, et al. Addition of rituximab to fludarabine and cyclophosphamide in

patients with chronic lymphocytic leukaemia：a randomised，open-label，phase 3 trial [J]. Lancet（London，England），2010，376（9747）：1164-74.

[169] XU W，YANG S，ZHOU K，et al. Treatment of relapsed/refractory chronic lymphocytic leukemia/small lymphocytic lymphoma with the BTK inhibitor zanubrutinib：phase 2，single-arm，multicenter study [J]. Journal of hematology & oncology，2020，13（1）：48.

[170] ROBERTS A W，DAVIDS M S，PAGEL J M，et al. Targeting BCL2 with Venetoclax in Relapsed Chronic Lymphocytic Leukemia [J]. The New England journal of medicine，2016，374（4）：311-22.

[171] SEYMOUR J F，KIPPS T J，EICHHORST B，et al. Venetoclax-Rituximab in Relapsed or Refractory Chronic Lymphocytic Leukemia [J]. The New England journal of medicine，2018，378（12）：1107-20.

[172] XU W，MIAO K R，ZHU D X，et al. Enhancing the action of rituximab by adding fresh frozen plasma for the treatment of fludarabine refractory chronic lymphocytic leukemia [J]. International journal of cancer，2011，128（9）：2192-201.

[173] WEI X，YONGPING S，TINGYU W，et al. Orelabrutinib Monotherapy in Patients with Relapsed or Refractory Chronic Lymphocytic Leukemia/Small Lymphocytic Lymphoma：Updated Long Term Results of Phase II Study [J]. Blood，2021，138（S1）.

[174] 中华医学会血液学分会，中国抗癌协会淋巴瘤专业委员会，中华医学会肝病学分会. 中国淋巴瘤合并HBV感染患者管理专家共识 [J]. 中华血液学杂志，2013，34（11）：988-93.

[175] 陈信义，麻柔，李冬云. 规范常见血液病中医病名建议 [J]. 中国中西医结合杂志，2009，29（11）：1040-1.

血液肿瘤

参考文献

139

[176] 95 个中医优势病种的中医临床路径和中医诊疗方案（2018 年版）[EB/OL].[2020-06-30].http：//www.cacm.org.cn/zhzyyxh/tzgg/lanmutzgg.shtml.

[177] 中国中西医结合学会血液学专业委员会淋巴瘤专家委员会.淋巴瘤中西医结合诊疗专家共识（2020 年）[J]. 中国中西医结合杂志.

[178] 程海波，周仲瑛.癌毒病机科学内涵的现代诠释 [J]. 南京中医药大学学报 2021 年 37 卷 5 期 637-641 页 ISTIC PKU，2021：国家重点研发计划.

[179] 李柳，程海波，叶放，等.国医大师周仲瑛谈中医肿瘤防治的若干问题 [J]. 南京中医药大学学报，2020，36（3）：4.

[180] 郭爽，于姗姗，刘丽，等.正念认知疗法对降低慢性淋巴细胞白血病患者焦虑抑郁情绪的作用 [J]. 吉林医学，2019，40（9）：3.

第二篇　多发性骨髓瘤

— 第一章 ——————————

多发性骨髓瘤概述和流行病学

多发性骨髓瘤（multiple myeloma，MM）是一种主要发生于中老年人的恶性浆细胞血液肿瘤，特征为克隆性浆细胞在骨髓中增殖，血、尿中出现单克隆免疫球蛋白或其片段，恶性增殖的浆细胞或其产生的单克隆免疫球蛋白等产物造成骨髓、骨骼、肾脏等相关靶器官损害。临床主要表现为贫血、骨病、肾功能不全、高钙血症等。

MM发病约占血液肿瘤10%，在很多国家是仅次于恶性淋巴瘤的第二常见的血液恶性肿瘤。MM年发病率为（3~6）/100000，在不同地区和种族差异比较明显，亚洲人群发病率在（1~2）/100000左右。随着对MM发病机制和生物学行为的深入研究，多种有效治疗药物和治疗方法进入临床应用，MM已成为一种治疗反应率高，可以获得深度缓解的肿瘤，但目前仍然难以治愈。

—— 第二章 ————————————

多发性骨髓瘤的筛查和诊断

第一节　多发性骨髓瘤的高危因素和筛查

MM的病因迄今尚不明确，环境、免疫和遗传学因素均可能参与其中。与其他恶性肿瘤类似，MM的发病既与患者本身的细胞生物学和遗传学改变有关，也与外来危险因素的暴露有关。曾有报告化学物质如石棉、杀虫剂、石油化学产品、橡胶类以及金属、皮革等职业的长期接触者中MM发病风险增高，但目前尚缺乏确凿证据证实其相关性。遗传因素在MM发病中具有一定作用，发病率较低的亚裔移民在美国的后裔仍然保持着较黑人及白人更低的发病率。MM患者的一级亲属中发病风险显著升高。以上均提示MM发病与遗传有关。MM的发病是肿瘤细胞与微环境相互作用的结果。在发病机制上，MM具备基因组高度不稳定的内部特征和对微环境高度依赖的外部特性，两者共同参与了MM的发生和发展。

MM早期症状不典型，容易被忽视或误诊。对不明原因贫血或血沉加快的老年患者，不明原因长期腰背痛的患者，以及不明原因蛋白尿或肌酐升高的患者，应该警惕MM的可能。意义未明单克隆免疫球蛋白血症或冒烟型MM患者，需要定期随诊。随着我国逐渐进入老龄化社会，MM发病率逐年提高，并且有证据表明高危冒烟型骨髓瘤（SMM）患者可从早期干预中获益，因此建议将血清蛋白电泳检测整合到生化检查中，作为老年人的常规体检项目。

第二节　多发性骨髓瘤的临床表现

多数MM患者就诊时已经出现单克隆浆细胞增殖相关的靶器官损害，包括贫血、肾功不全、骨痛、高钙血症等。贫血约见于70%初诊MM患者，与骨髓瘤细胞浸润骨髓、慢性病贫血及肾功能不全引起促红细胞生成素不足等有关。80%初诊MM伴有溶骨性损害、骨质疏松和/或压缩性骨折，这些患者常伴骨痛，其中25%合并高钙血症。肾功不全见于20%~40%初诊MM，主要原因是单克隆轻链沉积致管型肾病，脱水、高钙血症及使用肾毒性药物也可以导致肾小管直接受损。其他临床表现包括高黏滞血症、淀粉样变性及由于正常免疫球蛋白受抑导致的反复感染等。

第三节　MM诊断所需检测项目

MM的检查项目大致可分三类：确认浆细胞单克隆增殖的检查、评估MM相关靶器损害的检查以及对MM进行预后分层的检查。临床疑似MM的患者，应完成基本检查项目。在此基础上，进一步完成对预后分层具有重要价值的检测项目（表2-2-1）。

1　确认浆细胞单克隆增殖的检查

主要包括单克隆免疫球蛋白和/或其轻链（M蛋白）和骨髓细胞学及病理组织学检查。M蛋白检测手段包括血清蛋白电泳（包括M蛋白含量）、血尿免疫固定电泳（包括IgD）、血清游离轻链、尿M蛋白定性和定量。使用上述检测手段不能检测到M蛋白的患者为不分泌MM，仅占MM的1%~2%。考虑到少数MM不分泌M蛋白，国际骨髓瘤工作组（IMWG）最新诊断标准中已经不再要求必须M蛋白阳性。骨髓中克隆性浆细胞增多是诊断MM的重要指标，IMWG 2016年诊断标准要求骨髓中单克隆浆细胞比例≥10%和/或骨或髓外活检证明有浆细胞瘤。由于MM肿瘤性浆细胞多呈灶性分布，可能需要多部位穿刺才能确定浆细胞比例。骨髓活检一般可发现更高比例浆细胞。免疫分型是确定浆细胞克隆性的重要手段，但流式细胞术获得的浆细胞比例常较低，一般不用于计数浆细胞比例。

2 评估MM相关靶器官损害的检查

血细胞计数、生化检查、影像学检查等，可用于评估靶器官损害程度。骨髓中浆细胞比例较低时，应注意评估靶器官损害与浆细胞的相关性。

3 MM预后分层的检查

所有患者明确诊断后都应进行危险度分层。MM的预后应该结合患者年龄、生化指标[主要是白蛋白、β_2-微球蛋白（β_2-MG）及LDH]、分子遗传学指标、髓外病变、循环浆细胞等进行综合评估。分子遗传学异常是危险度分层的核心。应强调分子遗传学检测的标准化，对MM患者进行染色体荧光原位杂交（FISH）检测前，必须进行浆细胞的富集或标记。

表2-2-1　初诊MM需要进行的检查

		具 体 内 容
基本检查项目	血液检查	血常规、肝肾功能（包括白蛋白、乳酸脱氢酶、尿酸）、电解质（包括钙离子）、凝血功能、血清蛋白电泳（包括M蛋白含量）、免疫固定电泳（包括IgD）、β_2-MG、C反应蛋白、外周血涂片（浆细胞百分数）、血清免疫球蛋白定量（包括轻链）、血清游离轻链

		具体内容
基本检查项目	尿液检查	尿常规、尿蛋白电泳、尿免疫固定电泳、24h尿M蛋白（尿蛋白谱）、24h尿轻链
	骨髓检查	骨髓细胞学涂片分类，骨髓活检+免疫组化（骨髓免疫组化建议应包括针对如下分子的抗体：CD19、CD20、CD38、CD56、CD138、κ轻链、λ轻链、BCMA、BCL2、P53、纤维染色），流式细胞术（建议抗体标记采用4色以上，应包括针对如下分子的抗体：CD38、CD138、CD45、CD19、CD56、CD20、CD27、CD28、CD81、CD117、CD200、CD269、κ轻链、λ轻链）
	影像学检查	全身骨骼低剂量CT（包括头颅、骨盆、股骨、肱骨、胸椎、腰椎、颈椎）或全身扩散加权MRI成像（包括颅骨、颈椎、胸椎、腰椎、骨盆、长骨、肋骨）或PET-CT
	其他检查	胸部CT、心电图、腹部B超、心脏超声
对诊断或预后有价值的项目	血液检查	怀疑合并淀粉样变性患者，检测心肌酶谱、肌钙蛋白、N末端B型利钠肽原；非常年轻患者有条件行异基因干细胞移植的进行HLA配型
	骨髓检查	荧光原位杂交（建议CD138磁珠分选骨髓瘤细胞或行胞浆免疫球蛋白轻链染色以区别浆细胞），检测位点建议包括：超二倍体、IgH重排、17p缺失（p53缺失）、13q14缺失、1q21扩增、1p缺失、MYC基因异常*；若荧光原位杂交检测IgH易位阳性，则进一步检测t（4；14）、t（11；14）、t（14；16）、t（14；20）、t（6；14）取得VGPR或以上疗效患者使用EuroFlow或相当方法进行微小残留病检测：第一管CD45、CD138、CD38、CD56、CD19、CD27、CyIgκ、CyIgλ；第二管CD45、CD138、CD38、CD56、CD19、CD27、CD117、CD81；收取细胞数>10^6 二代测序（NGS）*：检测与MM密切相关基因的全部蛋白编码区域或指定区域，包括但不限于ACTG1、ARID4B、ATM、ATP13A4、ATR、

		具体内容
对诊断或后层有价值的项目	骨髓检查	BRAF、BRCA1、BRCA2、CCND1、CCND2、CCND3、CDK4、CDKN2C、CKS1B、CRBN、CREBBP、CXCR4、CYLD、DIS3、DNAII11、DNAH5、DNMT3A、EGFR、EGR1、FAM46C、FAT1、FAT3、FAT4、FGFR1、FGFR3、FUBP1、HIST1H1E、HLA-A、HUWE1、IDH1、CKS1B、IKZF1、IKZF3、IRF4、KMT2D、KRAS、LRP1B、LTB、LYST、MAF、MAFB、MAGED1、MAX、MYC、MYD88、NCOR1、NFKBIA、NRAS、PARK2、PCDH8、PCLO、PIK3CA、PKHD1、PRDM1、PRDM9、PRKD2、PSMB5、PTPN11、RASA2、RB1、ROBO1、ROCO2、RPL5、RYR2、SETD2、SF3B1、SP140、SPEN、STAT3、TET2、TGDS、TP53、TRAF2、TRAF3、USP29、UTX、WHSC1、XBP1、ZFHX4
	其他检查	怀疑淀粉样变性者，需行受累器官，或腹壁皮下脂肪、骨髓活检，并行刚果红染色。怀疑心功能不全及怀疑合并心脏淀粉样变性者，需行超声心动图、心脏增强MRI检查；孤立性溶骨病灶活检
备注：*有条件的诊疗中心可以开展		

4 单克隆免疫球蛋白（M蛋白）

所有MM患者均应该进行血、尿M蛋白检测。血清蛋白电泳（SPEP）可在82%MM患者中检出M蛋白，血清免疫固定电泳（IFE）更敏感，M蛋白检出率达93%。约有20%MM患者出现重链表达缺失，即为轻链型骨髓瘤，尿蛋白电泳（UPEP）及尿免疫固定电泳（IFE）对轻链型MM尤其重要。在血、尿IFE未检出M

蛋白，用血清游离轻链（sFLC）方法，仍有高达60%的检出率。经过以上所有检查仍不能检出M蛋白者为真正意义上的不分泌性骨髓瘤，仅占MM的1%~2%。双克隆或三克隆型MM极其少见。

5 骨髓细胞学及病理组织学检查

骨髓中克隆性浆细胞增多是诊断MM的一个重要指标。IMWG最新诊断标准要求骨髓克隆性浆细胞的比例≥10%，由于MM骨髓浆细胞分布并不均匀，多呈灶性分布，有时需行多部位穿刺方可确定浆细胞比例。为区分反应性浆细胞增多，可通过流式细胞分析或免疫组化以确定表达κ或λ轻链浆细胞的比例（即轻链的限制性表达），辨别浆细胞是否为克隆性增殖。诊断骨浆细胞瘤及髓外浆细胞瘤均需要病理学检查。

6 浆细胞免疫表型检测

骨髓浆细胞免疫表型检测有助于MM的诊断。CD38和CD138是常用的浆细胞标志抗原，通常以CD138和CD45设门，结合胞浆κ、λ轻链检查，可对骨髓浆细胞进行克隆性分析。正常浆细胞免疫表型为CD38$^+$，CD138$^+$，CD45$^+$，CD19$^+$，CD56$^-$，CD27$^+$，CD81$^+$，CD28$^-$，CD33$^-$，CD117$^-$，CD200$^-$。典型MM细胞免疫表型为CD38$^+$，CD138$^+$，CD45$^-$，CD19$^-$，

CD56⁺。MM细胞免疫表型检测的另一个重要功能为监测微小残留病（MRD）。取得VGPR或以上疗效患者使用EuroFlow、NGS或其他相当的方法进行MRD检测。

7 细胞遗传学检查

遗传学异常是MM危险度分层的核心指标。遗传学异常的检测技术主要包括染色体核型分析、染色体荧光原位杂交（Fluorescence in situ hybridization，FISH）技术、基因表达谱、二代测序和微阵列比较基因组杂交等。基因表达谱检测在不同研究队列中，得到的高危基因可重现性较差。基因测序检测技术复杂、成本高，大部分突变基因预后价值较小，尚不适合临床常规开展。因此，染色体核型和FISH技术作为初诊MM的主要遗传学检测技术。

MM瘤细胞增殖率较低，传统染色体制备很难获得足够分裂象，加之送检标本中瘤细胞比例常较低，故核型异常检出率低。MM的核型改变多同时包含数量和结构改变的复杂核型异常。绝大多数为非整倍体核型，其中超二倍体（48~74条染色体）常见（30%~70%），常伴有3、5、7、9、11、15、17和19号染色体三体，非超二倍体（<48或>74条染色体），常伴有13、14、16和22号染色体缺失以及14q32易位。

FISH技术具有快速灵敏、特异性高、能分析中期分裂象和间期细胞的特点，弥补了常规染色体核型检测需要中期分裂象、分辨率低的不足，成为MM遗传学检测的主要方法。MM的FISH检测有其特殊性。与白血病等其他恶性血液病不同，许多MM患者的瘤细胞在骨髓中比例较低且分布不均匀，加之骨髓抽吸过程中会发生外周血稀释，浆细胞比例在遗传学检测样本中的比例一般仅占有核细胞的1%~20%。即使骨髓涂片中浆细胞比例较高患者，遗传学检测样本中浆细胞比例仍然可能非常低。因此，对MM进行FISH检测时，如何准确识别瘤细胞而不被正常细胞信号所干扰是首先需要解决的问题。用FISH行MM遗传学检测前，需行浆细胞的富集或标记，不能直接用全骨髓标本行FISH检测。如用未经处理的骨髓标本行FISH检测，结果易受实验条件、检测人员等干扰，并易出现接近阈值的结果，难以判读。FISH检测靶点至少应包括与MM危险分层密切相关的靶点del 13、del17p13、t（4；14）、t（11；14）、t（14；16）、t（14；20）、1q21获得/扩增、1p缺失。建议参考欧洲骨髓瘤工作组（EMN）的阳性阈值：基因拷贝数数目缺失阳性阈值为20%，基因拷贝数扩增、基因断裂和双色双融合探针融合基因阳性阈值为10%。在不同的危险度分层体系中，对高危遗传学异常的定义存在差异。在R-ISS分期中，t（4；14）、t（14；

16）和del17p13被认为是高危遗传学异常。Mayo诊所的mSMART3.0模型中对高危遗传学异常的定义更加宽泛，包括t（4；14）、t（14；16）、t（14；20）、del17p13、p53突变、1q获得/扩增以及高危的基因表达谱。MM基因组不稳定，复发或者进展时可以获得新的遗传学异常。因此，MM复发或进展时应重新进行遗传学检查。

8 影像学检查

多发性骨髓瘤骨病（MM bone diseases，MBD）是MM的特征性临床表现之一。全身低剂量CT扫描是目前诊断MBD的标准诊断手段，可发现骨皮质的溶骨性破坏，但不能区分陈旧骨质破坏病变部位是否存在有活性的骨髓瘤细胞。对骨髓的早期浸润敏感性低，作为再分期工具的能力有限。全身弥散加权成像（WB-DWI）无电离辐射，是当前最敏感的骨髓成像技术，是评估MM骨髓浸润的金标准。国际骨髓瘤工作组推荐所有MM患者应用WB-DWI MRI技术作为一线成像。对于全身低剂量CT未发现溶骨性病灶的无症状冒烟型骨髓瘤和意义未明的单克隆丙种球蛋白病（Monoclonal gammopathy of undetermined significance，MGUS）患者，需常规行WB-DWI MRI检查。在MM的诊断、治疗反应、微小残留病灶、预后评估中，

WB-DWI MRI起重要作用。此外，PCT/CT也可评估髓外疾病及微小残留病灶，但由于电离辐射的存在其应用受限。

第四节　MM的诊断标准

1 意义未明单克隆免疫球蛋白血症（MGUS）诊断标准

同时符合以下两条标准：①血清单克隆M蛋白（IgG型或IgA型）<30g/L，和尿M蛋白<500mg/24小时；并且骨髓单克隆浆细胞比例<10%；②无相关器官及组织的损害（无SLiM、CARB等终末器官损害表现，无浆细胞增殖导致的淀粉样变性）。

2 无症状骨髓瘤（冒烟型骨髓瘤）诊断标准

需满足第3条，加上第1条和/或第2条：①血清单克隆M蛋白≥30g/L或尿M蛋白≥500mg；②骨髓单克隆浆细胞比例10%~59%；③无相关器官及组织的损害（无SLiM、CRAB等终末器官损害表现、无浆细胞增殖导致的淀粉样变性）。

3 有症状MM的诊断标准

IMWG 2016年诊断标准要求骨髓中单克隆浆细胞

比例≥10% 和/或骨或者髓外活检证明有浆细胞瘤，但由于MM肿瘤性浆细胞局灶性分布的特点，5%左右的骨髓瘤患者的浆细胞比例低于10%。相比较于骨髓涂片，骨髓活检一般可发现更高比例的浆细胞。部分患者可能需要进行多部位穿刺才能获得诊断。由于肿瘤性浆细胞分泌免疫球蛋白能力存在很大差异，部分MM细胞甚至不分泌免疫球蛋白，因此单克隆免疫球蛋白不再作为诊断的必需条件，但血尿 M 蛋白鉴定仍然是判断浆细胞克隆性的良好手段。

（1）骨髓中单克隆浆细胞比例≥10% 和/或骨或者髓外活检证明有浆细胞瘤；

（2）骨髓瘤引起的相关临床表现（≥1项）

①靶器官损害（CRAB）

[C]血钙升高：较正常上限升高>0.25mmol/L 或者校正钙[a]>2.75mmol/L

[R]肾功能不全：肌酐清除率（CrCl）<40mL/min或者肌酐>177μmol/L

[A]贫血：血红蛋白<100g/L或较正常值低限下降20g/L

[B]骨病：使用X线、CT或 PET-CT 发现一个部位或以上溶骨性损害。

②无靶器官损害表现，但出现以下 1 项或多项指标异常（SLiM）

[S]骨髓单克隆浆细胞比例≥60%[b]

[Li]受累/非受累血清游离轻链比≥100[c]

[M]MRI检查出现>1处5mm或以上局灶性病灶

注：a校正血清钙（mmol/L）=血清总钙（mmol/L）-0.025×血清白蛋白浓度（g/L）+1.0（mmol/L），或校正血清钙（mg/dl）=血清总钙（mg/dl）-血清白蛋白浓度（g/L）+4.0（mg/dl）；b浆细胞单克隆性可通过流式细胞术、免疫组化、免疫荧光的方法鉴定其轻链κ/λ限制性表达，判断骨髓浆细胞比例应采用骨髓细胞涂片和骨髓活检方法而不是流式细胞术进行计数，在穿刺和活检比例不一致时，选用浆细胞比例高的数值；c需要受累轻链数值至少≥100mg/L。

第五节　MM 的分型

依照 M 蛋白类型分为：IgG 型、IgA 型、IgD 型、IgM 型、轻链型、双克隆型以及不分泌型。进一步可根据 M 蛋白的轻链型别分为 κ 型和 λ 型。

第六节　MM 的分期及危险度分层

1　Durie-Salmon 分期（D-S 分期）

1975 年提出的 Durie-Salmon 分期（D-S 分期）是常规化疗时代广泛应用的 MM 分期体系，通过血红蛋白水平、血清钙、肌酐、血/尿 M 蛋白量和溶骨性破坏病灶数进行临床分期，以判断肿瘤负荷（表2-2-2）。D-S 分期简便易行，但存在明显缺陷，首先溶骨性破坏的判定依赖于检查者经验，且MM细胞分泌M蛋白的能力与肿瘤负荷并不完全平行，更为重要的是临床实践已证明D-S分期不能很好反映MM患者的预后，随着蛋白酶体抑制剂等新药的应用，反映肿瘤负荷的DS临床分期对于指导治疗价值已经不大。

表 2-2-2　Durie-Salmon 分期

分期	分期标准
I	符合下列各项： 血红蛋白>100g/L 血钙正常 X线正常或只有孤立的溶骨病变 M蛋白较低（IgG<50g/L，IgA<30g/L，尿本周蛋白<4g/24h）
II	介于 I 期和 III 期两者之间
III	符合下列至少任何一项： 1.血红蛋白<85g/L 2.血钙>12mg/dL 3.X线多处进行性溶骨性损害 4.M蛋白较高（IgG>70g/L，IgA>50g/L，尿本周氏蛋白>12g/24h）

注：A.肾功能正常，血肌酐<2mg/dL；B.肾功能不全，血肌酐≥2mg/dL。

2　ISS 和 R-ISS 分期

研究表明 β_2-MG 和白蛋白具有很强的预后判断价值。在此基础上国际骨髓瘤工作组于 2005 年提出了基于 β_2-MG 和白蛋白的预后临床分期标准 ISS（International Staging System）分期。ISS 分期仅用血清 β_2-MG 和白蛋白两项指标即可将 MM 区分为预后显著不同的三群。ISS 分期较 D-S 分期更加简便易行、重复性好，但 ISS 也存在局限性。首先，ISS 分期只能用于有症状 MM 的预后评估，对于 MGUS 及 SMM 的预后评估并无价值。其次，β_2-MG 反映了肿瘤负荷及生物学特征，但也与肾功能不全有关。更重要的是，没有包含具有重要预后价值的分子遗传学异常。2015 年国际骨髓瘤工作组对 ISS 临床分期进行了修订，提出了修订的 ISS 临床分期标准 R-ISS（Revised International Staging System）分期。R-ISS 结合了生化和遗传学指标，成为目前最为常用的预后分层体系，能够区分出低危和极高危的患者。但 R-ISS 分期同样存在一定缺点，比如 Ⅱ 期患者比例过高（表 2-2-3）。

表 2-2-3 ISS 分期和 R-ISS 分期

分期	ISS 分期标准	R-ISS 分期
Ⅰ	白蛋白≥35g/L 和 β_2-MG<3.5mg/L	ISS Ⅰ 期、细胞遗传学标危，同时 LDH 正常水平
Ⅱ	介于 Ⅰ 期和 Ⅲ 期两者之间	介于 Ⅰ 期和 Ⅲ 期两者之间
Ⅲ	β_2-MG≥5.5mg/L	ISS Ⅲ 同时伴有高危遗传学异常[a]或 LDH 升高

a.高危遗传学异常：荧光原位杂交检测出 del17p13 或 t（4；14）或 t（14；16）。

3 MM危险度分层

MM是一种高度异质性的肿瘤，生存时间差别较大。诊断后应进行危险度分层，实施个体化治疗。单一因素通常并不足以决定预后，需要多因素整合应用对患者进行分期和危险分层。分子遗传学异常是多发性骨髓瘤最重要的预后因素，也是进行预后分层的基础。ISS和R-ISS均具有很强的预后判断价值，其中R-ISS结合了生化学检查和遗传学检查，对于预后判断更加准确。Mayo骨髓瘤分层及风险调整治疗（Mayo Stratification of Myeloma And Risk-adapted Therapy，mSMART）分层系统也较广泛使用，但循证医学证据有所欠缺。2014年IMWG共识建议联合应用ISS和遗传学异常进行危险分层，高危患者定义为ISS Ⅱ/Ⅲ同时t（4；14）或者17p13缺失。尽管目前存在较多危险度分层体系，但这些体系均不能覆盖MM所有的预后不良因素，比如年龄、髓外病变、循环浆细胞、微环境等因素。此外，不同预后因素对MM疗效的影响可能存在不同权重，比如P53基因异常对于MM的预后不良影响可能大于其他因素。总之，如何定义高危MM，目前仍存争议。

— 第三章 —

MM 的治疗

第一节　治疗时机

目前尚无证据支持对 MGUS 患者进行治疗的必要性，对 MGUS 的处理以临床观察为主。MGUS 患者前两年每 6 个月随访 1 次，随后每年随访 1 次。SMM 需密切随访，至少每 3~6 个月 1 次，每年 1 次骨骼影像学筛查。有研究表明，高危 SMM 患者可从提前干预中获益，首选推荐进入适合的临床试验。

对有症状的 MM 患者，即出现 CRAB 症状，应立即开始治疗。此外，2014 年 IMWG 更新了治疗指征，在原有 CRAB 临床表现基础上加入了以下 3 个生物学标记，即骨髓单克隆浆细胞比例≥60%（Sixty percent）、受累/非受累血清游离轻链（Light chain）比值≥100，或 MRI 检查出现>1 处（直径≥5mm）局灶性病灶，按照首字母简称为"SLiM"，建立了新的 SliM-CRAB 诊断标准。SliM 标准的提出，使得即将出现 CRAB 症状的 MM 患者能够得到提前治疗，并被证实可以生存获益。

第二节　治疗策略

　　尽管近年 MM 的预后获得了极大改善，但 MM 迄今仍是不可治愈的疾病。因此 MM 治疗的主要目的仍是尽量降低肿瘤负荷达到深度缓解以改善症状并延长生存期、提高生活质量，同时尽可能减少治疗相关的不良反应。对初诊 MM 患者应在选择治疗方案前先根据年龄、一般状况和并发症情况整合考虑是否适宜自体造血干细胞移植（ASCT）。国内一般将接受 ASCT 的 MM 患者年龄限制在≤65 岁。一般状况较好、无并发症的患者可放宽到≤70 岁。对适宜或不适宜进行 ASCT 的 MM 患者应采用不同治疗策略。适合移植 MM 患者应考虑含蛋白酶体抑制剂和免疫调节剂的诱导方案联合 ASCT。不适合移植的 MM 患者应根据患者体能状况、是否存在并发症等将患者进行分层治疗，对虚弱的老年患者适当减低化疗强度，以减轻化疗毒性或防止治疗中断。

　　近十余年来，MM 的治疗效果获得了里程碑式进展，已使 MM 的中位生存从 3~4 年延长至 6~8 年，这主要归功于 ASCT 和抗 MM 新药的问世。以硼替佐米、卡非佐米、来那度胺、泊马度胺、达雷妥尤单抗等为代表的新药纳入 MM 诱导、巩固、维持各个治疗阶段，为患者带来了显著生存获益。已经明确，治疗深度与患者生存存在明显相关性，获得深度缓解已经成为MM的治疗目标。微小残留病（minimal residual disease，MRD）阴性患者可获最佳生存，MRD阴性已成为最重要的动态预后指标，尤其对于高危MM，但目前MRD检测指导临床诊疗尚需更多数据。

新药和新治疗手段的出现，使得危险度分层治疗成为可能。患者诊断明确以后，应进行危险分层评估，采取不同治疗策略。目前对高危MM的定义仍存在一定争议，高危遗传学异常的界定也存在混乱。建议按照R-ISS分期对患者进行危险度分层，同时参考髓外病变、循环肿瘤细胞、二代测序、遗传学异常数目等综合判断。治疗策略上，对标危患者使用目前最有效的一线治疗方案。对高危MM患者，可考虑实施试验性疗法，以根除所有肿瘤克隆为目标，实现MRD阴性。

— 第四章 ——————————

适合移植的初诊 MM 的治疗

第一节　治疗原则

有症状 MM 需启动治疗，抗浆细胞治疗是 MM 治疗的核心。治疗原则为对患者进行危险度分层和个体化治疗，治疗目标为力争获得深度缓解。ASCT 作为诱导化疗后的巩固治疗，为可以接受自体移植的 MM 患者带来了显著生存优势。年龄≤65 岁，体能状况好，或虽然>65 岁但全身体能状态评分良好患者，经有效诱导治疗后行 ASCT 是一线推荐的治疗方案。

第二节　移植患者的筛选

一般 ASCT 选择在 65 岁以下且无严重脏器功能障碍的患者中进行，但年龄并非决定是否可行 ASCT 的决定性因素。有研究表明大于 65 岁的体格健壮的 MM 患者中实施 ASCT，可使 PFS 和 OS 获益，且不显著增加移植相关死亡率。MM 患者常合并肾功损害。肾功损害本身不是接受 ASCT 的禁忌证，但肾功不全会使接受移植患者毒副作用增加，需要根据肌酐清除率调整马法兰的预处理剂量。

第三节 移植前的诱导治疗

初始治疗的目的是迅速控制肿瘤，避免重要脏器损害，同时为 ASCT 采集创造条件。目前蛋白酶体抑制剂联合免疫调节剂及地塞米松的三药联合方案已经成为一线治疗方案，在此基础上加入达雷妥尤单抗可进一步提高缓解质量，加深缓解深度。达雷妥尤单抗将来可能会进入一线治疗，组成四药联合诱导治疗方案。长期使用马法兰会损害干细胞产量，符合 ASCT 条件的患者诱导治疗用药应尽量避免使用马法兰。此外，大量暴露于来那度胺（超过 4~6 个疗程）也可以损害干细胞产量。目前常用诱导治疗方案为以来那度胺、硼替佐米为基础的三药联合方案（RVd）。尚无随机对照试验来确定干细胞采集前的最佳诱导疗程数，现阶段三联疗法（PI/ImiDs/Dex）的试验数据表明，大多数患者在 4 个周期内能获得 VGPR 及以上的缓解，缓解深度已显著改善。事实上，在第一个治疗周期之后，M 蛋白水平一般就出现显著下降，在第 3~4 个疗程后，M 蛋白的减少幅度相对较小。因此，建议计划进行 AS-CT 的患者进行 3~6 个疗程的诱导治疗，达到≥部分缓解（PR）疗效的患者，可行自体造血干细胞的采集。

（1）首选方案：来那度胺/硼替佐米/地塞米松（RVd）。

（2）其他常用方案包括：达雷妥尤单抗/来那度胺/硼替佐米/地塞米松（D-RVd）；硼替佐米/环磷酰胺/地塞米松（BCD）；卡非佐米/来那度胺/地塞米松（KRd）；伊沙佐米/来那度胺/地塞米松（IRd）。

（3）特殊情况下可用方案包括：硼替佐米/阿霉素/地塞米松（PAD）；硼替佐米/沙利度胺/地塞米松（BTD）；卡非佐米/环磷酰胺/地塞米松（KCd）；伊沙佐米/环磷酰胺/地塞米松（ICd）；来那度胺/环磷酰胺/地塞米松（RCD）；达雷妥尤单抗/卡非佐米/来那度胺/地塞米松（D-KRd）；达雷妥尤单抗/硼替佐米/环磷酰胺/地塞米松（D-VCd）；达雷妥尤单抗/硼替佐米/沙利度胺/地塞米松（D-VTd）；地塞米松/沙利度胺/顺铂/多柔比星/环磷酰胺/依托泊苷/硼替佐米（VTD-PACE）。

第四节　移植时机的选择

早期移植是指诱导治疗缓解后紧接着进行的自体移植，一般指在诊断一年内进行移植。晚期移植是经诱导治疗后只采集干细胞不立即移植而是推迟至首次复发后再进行的自体移植。建议将早期移植作为标准治疗，而不应该将自体移植推迟到复发时进行。尚无随机对照试验评估移植前最佳诱导疗程数，或确定进行 ASCT 前需要达到的理想缓解深度。研究表明，即使对靶向药物耐药的 MM 也可以对含大剂量马法兰的预处理方案产生治疗反应，因此诱导治疗的缓解深度不应作为是否可行自体移植的重要考量。由于自体移植是治疗多发性骨髓瘤最有效的方法之一，作为整体治疗一部分的自体移植可以加深治疗深度，因此达到 ≥PR 疗效的患者即可行自体造血干细胞的采集。研究表明，移植后缓解的深度比移植前缓解深度更为重要。

第五节　自体造血干细胞动员、采集和保存

外周血造血干细胞动员方法包括稳态动员和化疗动员。稳态动员指基于 G-CSF 的单药或联合普乐沙福进行动员，G-CSF 按 10μg/kg/d（可分两次）应用 5~7 天。普乐沙福是趋化因子受体（CXCR4）拮抗剂，与 G-CSF 联合使用，可以显著提高 G-CSF 干细胞动员效率。化疗动员指大剂量化疗基础上整合 G-CSF 进行动员。常用化疗药物为环磷酰胺，剂量为 3~5g/m² 或依托泊苷（Vp16）1.6g/m² 化疗。动员时采集时间窗需视骨髓抑制恢复的情况决定，通常第 10~14 天，监测外周血 CD34⁺细胞达到 ≥10/uL 可以指导最佳采集时间。单次 ASCT 需要的 CD34⁺细胞数最低值为 2×10⁶/kg。大多

数患者维持治疗期间均接受了长期的来那度胺治疗，维持治疗期间来那度胺的长期暴露可能会损害将来对干细胞的采集。因此，建议在第一次动员后尽量采集满足两次ASCT所需的造血干细胞数量，为高危MM患者的双次移植或者标危患者挽救性移植储备所需的干细胞。干细胞保存需要在有资质的单位进行，一般采用细胞冷冻保护剂二甲基亚砜（DMSO）进行干细胞低温保存，采集后的干细胞加入含DMSO的细胞营养液，DMSO终浓度为10%，然后分装于血液冻存袋内，经程控冷冻系统降温至-80℃，然后再置入液氮（-196℃）贮存。

第六节　预处理方案的选择

大剂量马法兰（200mg/m²）是MM患者ASCT的标准预处理方案。一些随机试验或队列研究比较了大剂量马法兰、大剂量马法兰加全身放疗、大剂量马法兰联合其他化疗（如白消安、环磷酰胺、硼替佐米）的疗效，但这些方案均未展现出明显优势。医生可根据年龄、虚弱程度、肥胖或肾功的不同，调整马法兰的剂量。肾功不全者（血清肌酐清除率<60mL/min）可将马法兰剂量减低至140mg/m²，安全性显著提高，但PFS和OS并无明显下降。

第七节　ASCT后造血重建

由于G-CSF的使用，大部分患者会在干细胞回输后2周左右造血恢复（粒细胞$>0.5\times10^9$/L、血小板$>20\times10^9$/L）。但对于二次移植患者，其造血重建会有所延长。采集的造血干细胞数量（CD34$^+$细胞$<2\times10^6$/kg）及质量较差（CD34比例较低），都可能会造成造血延迟。造血重建延迟可影响维持治疗的实施，从而导致疾病复发风险增加。患者出院后应每1~2周查血常规一次，观察中性粒细胞及血小板变化。血小板延迟恢复时，可使用TPO受体激动剂治疗。极少部分患者3月后造血不能完成重建，应行骨髓穿刺检查明确原因。少数ASCT后不能脱离输血的患者，可考虑回输储存的造血干细胞。

第八节　自体移植后的巩固治疗

巩固疗法被定义为ASCT后的短期联合治疗，旨在改善缓解深度。自体移植后巩固治疗的地位目前仍存较大争议。两个大型研究BMT CTN 0702（STaMINA）和EMN02/HO95研究结果并不一致。尽管一些研究表明巩固治疗可以提高缓解深度和延长PFS，但巩固治疗是否可延长OS尚需更多数据。自体移植后巩固治疗的地位，很大程度上受到诱导治疗缓解质量的影响。

建议接受硼替佐米/环磷酰胺/地塞米松（VCd）诱导的患者须考虑2个周期的RVd方案进行巩固。双次移植或串联移植（Tandem transplantation）是指在第一次AS-CT后的六个月内进行计划中的第二次ASCT。大多数临床试验均证实，高危MM可从双次移植中获益。建议高危MM患者将双次移植作为巩固，即具有高危因素的MM患者在第一次移植后不管获得何种疗效，均建议在半年内进行双次移植。首次ASCT后未能达到VGPR的患者，再次进行ASCT患者获益。两次移植之间不进行巩固和维持治疗。两次移植采用的预处理方案均为马法兰200mg/m²。

第九节　自体移植后的维持治疗

维持治疗应作为MM治疗不可或缺的一部分。自体移植后来那度胺维持治疗可带来PFS和OS获益，并将死亡风险降低25%。自体移植后3~4个月开始来那度胺维持治疗，10~15mg/d，直到疾病进展。考虑到长期使用糖皮质激素的毒副作用，来那度胺维持治疗中可不联合地塞米松，并且不影响疗效。对于不能耐受或无法接受来那度胺的患者，可以考虑每两周一次的硼替佐米维持治疗。尽管来那度胺维持治疗显示出PFS获益，但对于高危MM患者，来那度胺维持治疗的生存获益可能有限。对具有高危细胞遗传学特征的患者，应考虑将蛋白酶体抑制剂（硼替佐米、伊沙佐米）作为维持治疗。超高危的MM患者，可予蛋白酶体抑制和免疫调节剂联合进行维持治疗。目前还无充分证据表明需要根据反应深度（如是否达到完全缓解或MRD阴性）来调整维持治疗的时间。无论治疗后反应深度如何，至少要维持治疗2年。维持治疗持续时间或最佳的停药反应深度尚未确定，未来的临床试验将探讨患者的MRD状况是否可用于指导维持治疗。

第十节　异基因造血干细胞移植在MM中的地位

异基因造血干细胞移植长期疗效仍有待商榷，鉴于不一致的临床研究结果、尚不明确的移植物抗骨髓瘤免疫作用及MM治疗出现更多新的选择（包括单抗和其他免疫疗法），应仅在临床试验的背景下，或特定的高危患者中选择进行异基因造血干细胞移植。

— 第五章 —————————

不适合移植初诊MM的治疗

第一节　老年人身体状况评估

　　MM属中老年疾病，发病率随年龄增长而增加。西方国家的发病年龄高峰为65~74岁，诊断时中位年龄为69岁。来自中国医学科学院血液病医院的统计资料显示：我国MM的发病年龄高峰为55~65岁，中位发病年龄为57岁。由于病例选择的偏倚，以及老龄化的加剧，实际的中位发病年龄应该更高。老年患者的人群非常庞大。除年龄因素外，是否能够接受自体移植还要整合考虑生活自理能力、基础脏器状况等因素。因此，需要做好老年人身体状况评估。

　　目前应用最广的是国际骨髓瘤工作组（IMWG）的GA（Geriatric assessment）评估体系。这个体系包含三个工具：ADL评估自我照顾能力，IADL评估使用工具能力，Charlson并发症指数（CCI）评估并发症情况。建议在临床评估中系统性前瞻性地应用GA（表2-5-1至表2-5-3）。

表 2-5-1　ADL 和 IADL

ADL	IADL
洗澡	打电话
穿衣	购物
	做饭
上厕所	整理房间
轮椅与床之间的转移	洗衣服
自主控制大小便	外出交通
	管理自己的服药
吃饭	处理财务
能做到得 1 分，不能做到得 0 分，评分 0~6 分 0 分：完全依赖；6 分：完全独立	能做到得 1 分，不能做到得 0 分，评分 0~8 分 0 分：完全依赖；8 分：完全独立

表 2-5-2　Charlson 并发症指数（CCI）

积分	并发症	积分	并发症
1	心梗	2	偏瘫
	充血性心衰		中度至重度肾损害
	外周血管病（包括主动脉瘤≥6cm）		糖尿病伴终末器官损害
	脑血管病		肿瘤病史（无转移）
	老年痴呆		白血病（急性或慢性）
	慢性肺病		淋巴瘤
	结缔组织病	3	中度至重度肝损害
	消化性溃疡	6	实体瘤转移
	轻度肝病（无门脉高压）		
	糖尿病（无终末器官损害）		AIDS

表 2-5-3　GA 评分细则

变量		积分	GA 评分
年龄	75~80 岁	1	0：健康 1：一般健康 2~5：虚弱
	>80 岁	2	
ADL	≥4	1	
IADL	≥5	1	
CCI	≥2	1	

第二节　治疗

尽管新型药物和更好的支持治疗可显著改善预后，但老年人由于存在多种基础疾病及对化疗耐受性差，与年轻患者相比，年龄≥75 岁的结局仍然不理想。对于不适合移植的 MM 患者，应根据医生和患者的共同决策来选择初始治疗的方案。选择时需考虑多种因素，包括：疾病特异性因素，如疾病阶段、细胞遗传学异常；患者特定的因素，包括年龄、并发症、器官功能状态、虚弱状态等。此外，老年患者中能接受后续治疗的比例相对年轻患者也明显下降。因此初始治疗的选择尤为重要。

在不适合移植的 MM 人群中，治疗的初始剂量应个体化。例如对于高龄患者（>75 岁）或具有多种并发症的患者，应使用低剂量的抗 MM 药物作为初始治疗方案。对于 75 岁以上的患者，地塞米松的起始剂量为每周 20mg；对于虚弱的患者，可以考虑进一步降低初始剂量（每周一次，8~20mg），随后根据缓解和治疗耐受性进行调整。肾功能不全在老年人中很常见，来那度胺的剂量应相应调整。

化疗方案选择：

（1）体能状况良好患者：可以考虑标准三药治疗方案。首选硼替佐米/来那度胺/地塞米松（VRd）和达雷妥尤单抗/来那度胺/地塞米松（Dara-Rd）的三药联合方案。其他可选择方案包括硼替佐米/环磷酰胺/地塞米松±达雷妥尤单抗/（BCD±Dara）、达雷妥尤单抗/硼替佐米/马法兰/泼尼松（Dara-VMP）、伊沙佐米/来那度胺/地塞米松（IRd）；

（2）体能状况一般患者：可以考虑减量的三药治疗方案或者标准的两药联合方案。可选择的治疗方案包括硼替佐米/来那度胺/地塞米松（VRd-lite）、来那度胺/地塞米松±达雷妥尤单抗（Rd±Dara）、伊沙佐米/来那度胺/地塞米松（IRd）；硼替佐米/环磷酰胺/地塞米松（BCd）、来那度胺/环磷酰胺/地塞米松（RCd）；

（3）衰弱患者：可以考虑减量的两药治疗方案或者最佳支持治疗。可选择的治疗方案包括硼替佐米/地塞米松（BD）、来那度胺/地塞米松（Rd）、伊沙佐米/地塞米松（Id），与达雷妥尤单抗（Dara）联合或不联合。

—— 第六章 ————

复发/难治MM（RRMM）

第一节 治疗原则

进展及复发的定义参考治疗反应章节。复发患者治疗时需考虑的因素较多，包括启动治疗时机、前期治疗方案、前期治疗反应及持续时间、前期治疗毒性、患者身体状况、患者骨髓储备等。临床症状复发，需要立即开始治疗，CRAB仍是复发再治疗的指征。仅有生化复发且M蛋白上升速度缓慢的患者，不需立即开始治疗，建议密切随诊。快速生化复发需要开始治疗，快速生化复发包括：M蛋白在连续2月检测翻倍（基线需5g/L），或连续2次检测符合下列任何一项：血M蛋白绝对值增加≥10g/L；24小时尿M蛋白增加≥500mg；受累FLC增加≥20mg/dL（并比例异常）或增加25%（不要求具体数值）。对于高危或高侵袭性的MM复发患者，生化诊断明确后，也应立即开始治疗，避免出现严重症状性复发。高危/侵袭性复发包括：不良的细胞遗传学异常，如t（4；14），17p−，

1q21+，亚二倍体；在治疗过程中出现进展或对于前期治疗疗效持续时间较短（<6个月）；高 β_2-MG（>5.5mg/L）或低白蛋白（<35g/L）；髓外浆细胞瘤；高 LDH；循环浆细胞；侵袭性临床表现，如快速出现症状、广泛的疾病进展、疾病相关的器官功能不全等。

RRMM 应进行危险度分层，ISS 分期和 R-ISS 分期同样可以用于 RRMM 的疗效评估。RRMM 患者应重新进行遗传学检测，发生克隆演变预后差。ASCT 后 12 个月内或诊断后 1 年内复发进展者预后较差。应将 RRMM 分为首次复发和多次复发，两者治疗目标和治疗方式均有不同。无论是首次复发患者还是多次复发患者，均首选推荐患者入组临床试验。

在过去的十年中，MM 的治疗取得了巨大进展，FDA 批准了许多药物和组合，包括单克隆抗体（达雷妥尤单抗、埃罗妥珠单抗），组蛋白去乙酰化基酶抑制剂（帕比司他），蛋白酶体抑制剂（硼替佐米、卡非佐米、伊沙佐米）和免疫调节药物（来那度胺、沙利度胺、泊马度胺）以及历史悠久的烷基化药和蒽环类药物。如此丰富的治疗选择使临床医生很难选择要使用哪种药物，以及何时和以何种顺序使用。通常，由于没有可用于指导特定治疗顺序的随机试验，因此会根据多种因素（包括可及性、前期治疗疗效、毒性等），依次尝试这些方案。缓解时间短且愿意接受与治疗相关的高死亡风险的高危 MM 年轻患者，可以考虑异基因造血干细胞移植。

第二节　首次复发 MM 的治疗

　　首次复发 MM 的治疗目标是获得最大程度缓解，延长 PFS。治疗方案要考虑首次缓解持续的时间，如 6个月以内复发，应换用与复发前不同作用机制药物组成的方案。6 个月以上复发可考虑重复原先治疗方案，也可以使用不同作用机制的药物。适合 ASCT 者若从未接受过移植或首次移植后联合维持缓解时间超过 3 年，首次复发时应考虑将 ASCT 作为挽救性治疗一部分。

　　由于来那度胺常被用于维持治疗，较多患者在来那度胺维持治疗过程中出现疾病进展。因此，首次复发患者分为来那度胺难治和非来那度胺难治两组，有助于选择后续的挽救治疗方案（图 2-6-1）。

第三节　多次复发 MM 的治疗

　　≥2 次复发的患者，首要目标是控制疾病，减轻症状、避免重要脏器损害、提高生活质量，在此基础上尽可能获得最大程度缓解。有研究显示，如患者对两类 PIs、两类 IMiDs 和 CD38 单抗均耐药，预后极差，中位 OS 仅有 5~6 个月。

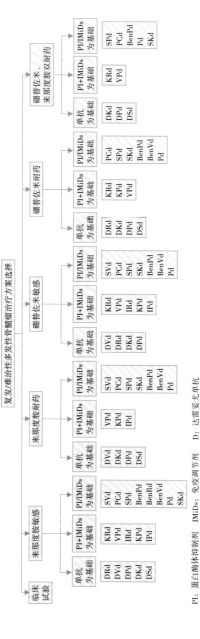

复发/难治性多发性骨髓瘤治疗方案选择

临床试验

来那度胺敏感

单抗为基础	PI+IMiDs为基础	PI/IMiDs为基础
DRd	KRd	SVd
DVd	VPd	PCd
DPd	IRd	SPd
DKd	KPd	BenRd
DSd	IPd	BenVd
		Pd
		SKd

来那度胺耐药

单抗为基础	PI+IMiDs为基础	PI/IMiDs为基础
DVd	VPd	SVd
DKd	KPd	PCd
DPd	IPd	SPd
DSd		SKd
		BenPd
		BenVd
		Pd

硼替佐米敏感

单抗为基础	PI+IMiDs为基础	PI/IMiDs为基础
DVd	KRd	SVd
DRd	VPd	PCd
DKd	IRd	SPd
DPd	KPd	SKd
	IPd	BenPd
		BenVd
		Pd

硼替佐米耐药

单抗为基础	PI+IMiDs为基础	PI/IMiDs为基础
DRd	KRd	PCd
DKd	KPd	SPd
DPd	VPd	SKd
DSd		BenPd
		BenVd
		Pd

硼替佐米、来那度胺双耐药

单抗为基础	PI+IMiDs为基础	PI/IMiDs为基础
DKd	KRd	SPd
DPd	VPd	PCd
DSd		BenPd
		Pd
		SKd

PI：蛋白酶体抑制剂　　IMiDs：免疫调节剂　　D：达雷妥尤单抗
V：硼替佐米　　　　　R：来那度胺　　　　　S：塞利尼索
K：卡非佐米　　　　　P：泊马度胺　　　　　Ben：苯达莫司汀
I：伊沙佐米　　　　　　　　　　　　　　　　d：地塞米松
　　　　　　　　　　　　　　　　　　　　　C：环磷酰胺

图 2-6-1　首次复发 MM 的治疗流程

针对≥2线RRMM患者的Ⅲ期临床研究较少。≥2线RRMM的挽救治疗比较个体化，可采用三药联合方案，其中至少包含1~2种患者非耐药的新药。可以选择一线复发未使用的方案，如达雷妥尤单抗/泊马度胺/地塞米松（DPd）、达雷妥尤单抗/卡非佐米/地塞米松（DKd）、卡非佐米/泊马度胺/地塞米松（KPd）等。其他可以选用的治疗药物包括塞利尼索、Belantamab mafodotin、VdT-PACE、BCMA-CAR T细胞或双抗、维奈托克（仅用于IGH/CCND1或BCL-2高表达MM患者）。继发浆细胞白血病或广泛髓外浆细胞瘤患者需使用含细胞毒药物的多药整合方案，如VDR-PACE。此外，CART细胞治疗、双特异性抗体等治疗多次复发MM都取得了令人瞩目的疗效。

第七章

MM 的康复和支持治疗

第一节 骨病

溶骨性骨病是 MM 最常见的并发症。除抗骨髓瘤治疗外，所有诊断时伴溶骨性疾病的骨髓瘤患者应使用抗骨吸收药物，如唑来膦酸或地舒单抗治疗。地舒单抗显示更好的肾脏安全性，但低钙血症更加常见。通过常规放射检查评估的无骨病患者也应接受骨骼靶向药物治疗，但对全身低剂量计算机断层扫描（WBLD-CT）或 PET-CT 无骨受累的患者，其优势尚不清楚。在冒烟型 MM（SMM）中，不建议使用双膦酸盐或地舒单抗；如在 MGUS 或 SMM 中出现骨质疏松症，则必须根据骨质疏松症指南使用抗骨吸收药物。对已获 CR 或非常好部分缓解（VGPR）的患者，使用唑来膦酸治疗 12~24 个月。在初始治疗后未达部分缓解（PR）的患者中唑来膦酸使用两年以上。复发时，须重新启动唑来膦酸治疗。双膦酸盐使用前应行口腔检查，使用中避免口腔侵袭性操作。如需口腔侵袭性操作，应在操作前后停用双膦酸盐3个月，并加强抗感染治疗。如有下颌骨坏死（ONJ），应停用双膦酸盐或地舒单抗；如ONJ已愈合，则需专家组一致同意可重新使用。对CrCl<30mL/min的患者，不建议应用双膦酸盐类药物。尽管CrCl<30mL/min的骨髓瘤患者的数据有限，但地舒单抗不通过肾脏清除，用于这些患者可能是合理的。地舒单抗应持续用药，停止使用地舒单抗后，必须在6~9个月内使用至少一次唑来膦酸，以防止反弹现象。唑来膦酸疗效不佳者，可考虑换用地舒单抗，在双膦酸盐和地舒单抗治疗期间，须补充维生素D和钙。

低剂量放疗（不超过30Gy）可用于缓解药物不能控制的骨痛、即将发生病理性骨折或即将发生脊髓压迫的姑息治疗。对伴难治性疼痛的症状性椎体压迫性骨折，应考虑球囊椎体后凸成形术。对长骨病理性骨折、脊椎骨折压迫脊髓或椎体不稳定，建议外科手术治疗，可明显缓解症状，改善生活质量、延长生存时间，有利于病人能够接受后续治疗。

第二节　肾功不全

肾功损害（RI）是MM的常见并发症，在诊断时高达20%~40%的患者合并RI，应接受水化、碱化、利尿，减少尿酸形成和促进尿酸排泄，以避免肾功不全；避免使用非甾体消炎药（NSAIDs）等肾毒性药物；避免使用静脉造影剂；合并肾功衰竭的患者，应合理选择肾脏替代治疗。长期接受双膦酸盐治疗的患者需监测肾功能（表2-7-1）。

以硼替佐米为基础的方案仍然是骨髓瘤相关RI治疗的基石，达雷妥尤单抗（daratumumab）用于严重RI、甚至需接受透析治疗的患者，也显示出良好的疗效。在初始治疗的第1个月应给予高剂量地塞米松。来那度胺对轻度至中度RI患者有效且安全，但应根据CrCl调整剂量。泊马度胺对骨髓瘤患者有效，且不需根据CrCl调整剂量。对严重RI患者，可按标准剂量给予泊马度胺，透析患者可减量为3mg/d。ASCT在RI骨髓瘤患者中是可行的，预处理马法兰的剂量应限制在100~140mg/m²。

表 2-7-1　RI患者用药剂量调整（NCCN多发性骨髓瘤指南 2022.V1）

肾损害程度	肾功能（Cockcroft-Gault CrCl）	来那度胺	帕米磷酸	唑来磷酸
无	≥60mL/min	25mg po qn	90mg iv 输注时间>2h，3~4周一次	4mg iv 输注时间 >5min
轻中度	≥30mL/min 且<60mL/min	10mg/24h	标准剂量	减量
重度	<30mL／min（无需透析）	15mg/48h	60~90mg 输注时间4~6h	–

肾损害程度	肾功能（Cockcroft-Gault CrCl）	来那度胺	帕米磷酸	唑来磷酸
终末期肾病	<30mL/min（需要透析）	5mg，每日一次；透析当天，于透析后服药	–	–

第三节　凝血/血栓

对接受以免疫调节剂为基础治疗的患者，应行静脉血栓栓塞风险评估，并据发生血栓的风险予预防性抗凝或抗血栓治疗（表2-7-2）。

表2-7-2　静脉血栓（VTE）风险评估和IMPEDE/SAVED评分系统（NCCN多发性骨髓瘤指南2022.V1）

IMPEDE评分			
个人风险因素	分值	骨髓瘤风险因素	分值
阳性因素			
中心静脉导管	+2	免疫调节药物（IMiD）	+4
骨盆髋部或股骨骨折	+4	促红细胞生成剂	+1
肥胖（BMI）≥25	+1	低剂量地塞米松	+2
既往有VTE病史	+5	大剂量地塞米松	+4
		阿霉素或多药化疗	+3
阴性因素			
族裔/种族=亚洲/太平洋岛民	-3		

续表

现有血栓预防 预防性低分子肝素 （LMWH）或阿司匹林	-3		
现有血栓预防 治疗性LMWH或华法林	-4		
SAVED评分			

影响因素	分值
90天以内接受外科手术	+2
亚洲人种	-3
VTE病史	+3
年龄≥80岁	+1
地塞米松（方案剂量） 标准剂量（120~160毫克/周期） 高剂量（>160毫克/周期）	+1 +2

1 VTE预防管理

VTE的最高风险是在确诊MM后的前6个月。无出血或其他禁忌证（见附件）的情况下，伴急性内科疾病（充血性心衰、急性呼吸衰竭、急性感染、急性风湿性疾病和炎症性肠病）或行动不便的住院患者应行药物预防；对已发生VTE预防再发生的患者，起始药物可选低分子肝素（LMWH）、磺达肝素或利伐沙班；如持续性抗瘤治疗的患者可以使用LMWH、新型口服抗凝药物或维生素K拮抗剂进行>6个月的抗凝治疗；如需长期抗凝治疗，优选LMWH、利伐沙班（表2-7-3）。

骨髓瘤住院患者：对接受具血栓形成高风险的抗

血管生成治疗患者，即接受免疫调节剂（沙利度胺/来那度胺/泊马度胺）和地塞米松或阿霉素类等多个药物整合化疗的MM患者，或伴有≥2个VTE发生风险因素的MM患者，推荐预防性治疗：使用LMWH或华法林（调整至INR 2-3）。对伴1个或无VTE风险因素的MM患者，推荐预防性治疗：阿司匹林75~150mg qd。

骨髓瘤门诊患者：门诊评估为中、高风险的MM患者，推荐预防治疗：利伐沙班或LMWH。

表2-7-3　VTE预防性和治疗性抗凝治疗药物用法用量
（CSCO肿瘤患者静脉血栓防治指南2020）

药物名称	预防性用法用量	治疗性用法用量
普通肝素	5000U ih q8h	负荷剂量80U/kg iv，继以18U/kg/h输注（治疗目标APTT达到2.0~2.5倍正常值）
低分子肝素	2~5kU ih qd，或2~2.5kU ih q12h	80~100U/kg ih q12h
磺达肝素	2.5mg ih qd	体重50~100kg推荐剂量7.5mg ih qd <50kg　　　5mg ih qd >100kg　　10mg ih qd
华法林	维持INR 2-3	2.5~5mg po qd（维持INR 2-3，用于长期治疗预防复发）
利伐沙班	10mg po qd	急性期初始治疗推荐剂量15mg po bid，3周后调整为20mg qd

续表

药物名称	预防性用法用量	治疗性用法用量
艾多沙班		必须先使用5~10大非口服抗凝剂，然后方可换用本药 常规剂量60mg po qd（Ccr30~50mL/min 或体重 <60kg 或使用 p-糖蛋白抑制剂时需减量到30mg po qd）

2　VTE 治疗管理

如发生 VTE，需据临床表现、实验室检查等明确是深静脉血栓（DVT）及是否合并肺栓塞（PE）。可疑 DVT 的主要临床表现：单侧肢体肿胀、疼痛、沉重感；原因不明的持续腓肠肌痉挛；面部、颈部、锁骨上区肿胀；静脉导管不畅通。诊断检查项目：D-二聚体；血管超声；其他成像方法按优先顺序排列（当超声结果阴性或不确定时）增强 CT、MRI、静脉造影。

3　DVT 治疗推荐

放置下腔静脉滤器（IVC）：有抗凝治疗绝对禁忌证的急性近端下肢 VDT 需考虑放置 IVC 滤器。

抗凝：可选择药物分为非口服抗凝剂（UFH、LMWH、磺达肝素）、口服直接 X a 因子抑制剂（利伐沙班、艾多沙班）、维生素 K 拮抗剂（华法林）。患者应接受 3~6 个月或根据病情给予 6 个月以上的抗凝治疗；合并 PE 应予 6~12 个月或据病情予 12 个月以上的抗凝治疗。非口服抗凝剂可用于急性期抗凝，治疗时间至少为 5 天。对出血风险较高患者，推荐用 LMWH 和口服 Xa 因子抑制剂（如利伐沙班）作为替换方案。

溶栓：可促进血凝块快速溶解，降低血栓后综合征（PTS）发生率。

第四节　高钙血症

治疗 MM 本病的同时，双膦酸盐是治疗骨髓瘤高钙血症和骨病的理想选择，但降低血钙作用较慢且受肾功影响。地舒单抗不受肾功能影响。严重和症状性的高钙血症除积极治疗原发病外，还需其他治疗措施，包括水化、利尿。如尿量正常，则日补液 2000~3000mL；补液同时合理使用利尿剂以保持尿量 > 1500mL/d。其他药物治疗包括大剂量糖皮质激素、降钙素。合并肾功衰竭时，也可行血液或腹膜透析。

第五节　贫血

持续存在症状性贫血（血红蛋白水平<10g/dL）可考虑用促红细胞生成素治疗；但需注意其对血压和血液高凝状态的影响。在用促红细胞生成素同时，酌情补充铁剂、叶酸、维生素 B_{12} 等造血原料。目标是使血红蛋白水平不高于 12g/dL，以避免血栓栓塞和高血

压。重度贫血患者可考虑输注红细胞悬液。达雷妥尤单抗与红细胞表面CD38整合会干扰输血相容性检测，使用前应行血型鉴定和抗体筛查，并采用二硫苏糖醇法配血。

第六节　神经炎

神经系统异常可以由骨髓瘤压迫脊髓或脑神经引起，需要进行鉴别。多发性神经炎见于淀粉样物质在神经或血管周围沉积的患者。出现明显肌无力或非对称性体征，请神经科会诊，行肌电图和神经传导检测。

治疗相关神经炎主要与硼替佐米、伊沙佐米和沙利度胺相关。硼替佐米和沙利度胺相关周围神经病变需与其他病因鉴别，如M蛋白相关神经病变、使用神经毒性化疗药物（长春新碱或顺铂）、糖尿病及AL淀粉样变性。硼替佐米推荐皮下注射，也可选择神经毒性较低的二代蛋白酶体抑制剂卡非佐米。治疗药物相关性神经病变的药物：加巴喷丁、普加巴林、三环类抗抑郁药（表2-7-4）。

表2-7-4　与治疗相关周围神经病毒性的剂量调整指南

PN级别	毒性表现	剂量调整
1级	无症状、无疼痛或功能丧失	无须采取任何措施
	1级伴疼痛	降低一个剂量水平

PN级别	毒性表现	剂量调整
2级	中度症状：IADL受限（做饭、购买杂货或衣物、使用电话、理财），2级无疼痛	降低一个剂量水平
	中度症状：IADL受限（做饭、购买杂货或衣物、使用电话、理财），2级伴疼痛	中止治疗直至毒性恢复至基线水平，降低2个剂量水平（必要时延长给药间隔），重新开始给药
3级	重度症状：自理性ADL受限（洗澡、穿脱衣、用餐、上厕所、服药、非卧床不起）	同2级伴疼痛
4级	危及生命的情况	需要紧急干预，停用与PN相关的药物

第七节 感染

发生急性感染即用广谱抗生素治疗。在初始12周抗骨髓瘤治疗同时，预防性给予左氧氟沙星较安慰剂组可有效减少发热和死亡（非感染性），且不增加抗生素耐药。因此，建议在开始治疗前3个月使用左氧氟沙星预防治疗，尤其是接受来那度胺或泊马度胺治疗的患者，或感染风险高的患者（既往严重感染或中性粒细胞减少症）。建议接种流感、水痘带状疱疹（灭活疫苗）和肺炎球菌疫苗，同时建议接受蛋白酶体抑制剂（PI）和达雷妥尤单抗治疗的患者使用阿昔洛韦或伐昔洛韦预防带状疱疹病毒的发生。不常规推荐预防性应用人免疫球蛋白（IgG），但强烈推荐接受双特异性抗体或者CAR-T细胞治疗患者预防性使用；或用于低IgG水平（<400~500mg）的患者，及过去一年中因严重感染需住院治疗≥2次的患者。

如反复发生感染或出现威胁生命的感染，可考虑静脉使用免疫球蛋白；若用大剂量地塞米松方案，应考虑预防耶氏肺孢子菌肺炎和真菌感染；对乙型肝炎病毒（HBV）血清学呈阳性的患者，应预防性使用抑制病毒复制的药物，并注意监测病毒载量；达雷妥尤单抗治疗的患者，在治疗中及治疗后至少6个月内应监测HBV-DNA。对在治疗中发生HBV再激活者，应暂停达雷妥尤单抗治疗，并给予相应治疗。

第八节 高黏血症

不到10%的骨髓瘤患者会发生高黏血症，表现为脑、肺、肾和其他器官功能不全。IgA分子易形成多聚体，因此比IgG型骨髓瘤更易出现高黏血症；在IgG型骨髓瘤中IgG3亚类更易发生高黏血症。血浆置换可作为症状性高黏血症的辅助治疗。

MM 的中医药治疗

根据本病的发病特点及临床表现，中医病名可归属于"骨痹""骨蚀""骨瘤""虚劳"等范畴。2009年国家中医药管理局全国中医血液病重点专科协作组将本病命名为"骨髓瘤"。中医治疗分辨证论治及对症论治两方面。

第一节　辨证论治

辨证治疗就是运用中医理论对患者疾病及整体进行辨证分型论治。分四个证型：

气血亏虚型：临床表现为面色少华，倦怠乏力，心悸气短，食少纳呆，腹胀便溏，舌质淡，苔白或少苔，脉濡细或细弱等。治以补气养血，填精益髓。十全大补汤加减。常用药物：人参、肉桂、川芎、地黄、茯苓、白术、炙甘草、黄芪、当归、白芍。

肝肾阴虚型：临床表现为低热盗汗，五心烦热，口渴咽干，大便干结，舌红，质暗或有瘀斑，少苔，脉细数等。治以滋补肝肾，通络止痛。六味地黄丸加减。常用药物：熟地黄、山萸肉、山药、茯苓、牡丹皮、泽泻。

脾肾阳虚型：临床表现为面色㿠白，纳呆食少，双下肢浮肿酸重，怯寒神疲，大便溏薄，小便清长，舌质淡胖，苔白腻，脉沉细。治以温补脾肾，活血通络。真武汤加减。常用药物：茯苓、芍药、生姜、附子（制）、炒白术。

痰瘀痹阻型：临床表现为骨痛剧烈，痛有定处，疼痛难忍，转侧不利，肢体麻木，痰核肿大，癥瘕痞块，胸闷，痰多，面色黧黑，精神萎靡，舌体胖大，质暗，苔厚腻，脉涩或紧或弦滑等。治以活血化瘀，祛痰通络。涤痰汤合身痛逐瘀汤加减。常用药物：制南星、半夏、枳实、茯苓、橘红、石菖蒲、人参、竹茹、甘草、秦艽、川芎、桃仁、红花、羌活、没药、当归、灵脂、香附、牛膝、地龙。

第二节　对症论治

对症治疗就是针对患者患病过程中的某一症状或治疗相关并发症进行中医治疗。

骨痛：多为瘀血阻滞，不通则痛所致。治以活血化瘀，通经止痛。身痛逐瘀汤加减。常用药物：秦艽、川芎、桃仁、红花、羌活、甘草、没药、当归、五灵脂、香附、牛膝、地龙等。

神经炎：多为正气不足，筋脉失养；或邪滞经络，经络不通所致。治以补气活血通络。黄芪桂枝五物汤加减。如神经炎疼痛明显，可同时参考骨病治疗。常用药物：黄芪、芍药、桂枝、生姜、大枣、全蝎、蜈蚣；或黄芪、当归尾、赤芍、地龙、川芎、红花、桃仁。

肾病：多由肾阳虚、水湿内停所致。治以温补肾阳，化气行水。选用金匮肾气丸加减。常用药物：熟地黄、山药、山茱萸、茯苓、牡丹皮、桂枝、附子（制）、牛膝、车前子、大腹皮、五加皮等。

贫血：多为气血不足所致。治以温补气血。十全大补汤加减。常用药物：熟地黄、山药、当归、川芎、党参、茯苓、白术、甘草、黄芪、肉桂等。

感染：一般为热毒蕴结所致。治以清热泻火、凉血解毒。清瘟败毒饮加减。常用药物：生石膏、水牛角、生地黄、栀子、黄芩、连翘、知母、丹皮、黄连、赤芍、玄参、竹叶、桔梗、甘草。若属肺部感染，咳嗽咳痰，憋喘，可加黄芩、天花粉、芦根、鱼腥草、杏仁、桑白皮、葶苈子等。

化疗致消化道不良反应：由胃气上逆所致。治以理气和胃、降逆止呕。小半夏汤或温胆汤加减。常用药物：半夏、生姜、黄芩、陈皮、甘草、枳实、黄连、竹茹等。

—— 第九章 ——

MM 的疗效评估

随着 MM 治疗的进步，越来越多患者可获得深度缓解。缓解深度越深，保持缓解状态越长，生存时间越长。因此，治疗后对疗效评估非常重要，所有患者治疗后均应进行疗效判断。MRD 检测在 MM 疗效判断中的地位越来越重要。准确进行 M 蛋白的检测是疗效判断的基础。多参数流式细胞术、二代测序均为检测MRD 的良好手段。由于 MM 细胞灶性分布的特点，这些检测技术均存在一定缺陷，并需标准化。MRD 检测的方法及 MRD 状态对治疗的指导作用仍然有待确认。

第一节 传统的 IMWG 疗效评估

MM 的缓解的质量和深度应按照国际骨髓瘤评估工作组（IMWG）标准来确定。传统的 IMWG 疗效评估基于血清和尿液中 M 蛋白浓度、骨髓浆细胞以及髓外浆细胞瘤的评估。准确计算 M 蛋白是疗效评估的基础。传统意义上，血液中单克隆蛋白的水平是使用血清蛋白电泳来测定的。在某些免疫球蛋白（例如 IgA）

难以被量化的情况下，可以通过浊度法对免疫球蛋白进行定量，以代替血清蛋白电泳。对于主要为轻链单克隆蛋白的患者，血清游离轻链测定可用于测量单克隆 κ 或 λ 轻链水平。可以使用类似于血液中的电泳方法来测量尿液单克隆蛋白，准确定量需要 24 小时的尿液样本，以评估尿总蛋白和尿 M 蛋白水平。值得注意的是，少数 MM 复发后可能演变为寡分泌、不分泌甚至轻链型。因此，除血清蛋白电泳外，还应常规检测血清游离轻链水平（表 2-9-1）。

表 2-9-1　MM 疗效判断标准

疗效分级	标　准
严格意义的 CR（sCR）	①满足 CR 标准的基础上要求 FLC 比率正常以及经免疫组化检测证实骨髓中无克隆性浆细胞（针对轻链 κ 型或 λ 型患者，计数≥100 个浆细胞，κ/λ 比值≤4∶1 或者≥1∶2） ②以上指标均需连续两次评估（骨髓检查不需要重复）
完全缓解（CR）	①血清和尿免疫固定电泳阴性，软组织浆细胞瘤消失，骨髓中浆细胞<5% ②对仅依靠血清游离轻链（FLC）水平作为可测量病变的患者，除满足以上 CR 的标准外，还要求 FLC 的比率恢复正常（0.26~1.65） ③以上指标均需连续两次评估（骨髓检查不需要重复）

疗效分级	标　准
非常好的部分缓解（VGPR）	①蛋白电泳检测不到 M 蛋白，但血清和尿免疫固定电泳阳性 ②或血清 M 蛋白降低≥90% 且尿 M 蛋白<100mg/24h ③在仅依靠血清 FLC 水平作为可测量病变的患者，除满足以上 VGPR 的标准外，还要求受累和未受累 FLC 之间的差值缩小>90% ④以上指标均需连续两次评估（骨髓检查不需要重复）
部分缓解（PR）	①血清 M 蛋白减少≥50%，同时 24h 尿 M 蛋白减少≥90% 或降至<200mg/24h ②若血清和尿中 M 蛋白无法检测，则要求受累与非受累 FLC 之间的差值缩小≥50% ③若血清和尿中 M 蛋白以及血清 FLC 都不可测定，并且基线骨髓浆细胞比例>30% 时，则要求骨髓内浆细胞数目减少≥50% ④除上述标准外，若基线存在软组织浆细胞瘤，则要求浆细胞瘤缩小≥50% ⑤以上指标均需连续两次评估。如做影像学检查，则应无新的骨质病变或原有骨质病变进展的证据
微小缓解（MR）	①血清 M 蛋白减少 25%~49%，同时 24h 尿 M 蛋白减少 50%~89% ②若基线存在软组织浆细胞瘤，则要求浆细胞瘤 SPD 缩小 25%~49% ③溶骨性病变数量和大小没有增加（可允许压缩性骨折的发生）
疾病稳定	不符合 CR、VGPR、PR、MR 及 PD 标准。如做影像学检查，则应无新的骨质病变或原有骨质病变进展的证据

疗效分级	标　准
进展	诊断至少应符合以下1项（以下数据均为与获得的最低数值相比）： ①血清M蛋白升高≥25%（升高绝对值须≥5g/L），若基线血清M蛋白≥50g/L，M蛋白增加≥10g/L即可 ②尿M蛋白升高≥25%（升高绝对值须≥200mg/24h） ③若血清和尿M蛋白无法检出，则要求血清受累与非受累FLC之间的差值增加≥25%（增加绝对值须>100mg/L） ④若血清和尿中M蛋白以及血清FLC都不可测定，则要求骨髓浆细胞比例升高≥25%（增加绝对值≥10%） ⑤出现新的软组织浆细胞瘤病变：原有1个以上的可测量病变SPD从最低点增加≥50%；或原有的≥1cm病变的长轴增加≥50% ⑥循环浆细胞增加≥50%（在仅有循环中浆细胞作为可测量病变时应用，绝对值要求至少200个细胞/μl）
临床复发	符合以下1项或多项： ①出现新的骨病变或者软组织浆细胞瘤（骨质疏松性骨折除外） ②明确的已有的浆细胞瘤或骨病变增加（可测量病变SPD增加50%且绝对值≥1cm） ③高钙血症（>2.75mmol/L） ④Hb下降≥20g/L（与治疗和非MM因素无关） ⑤从MM治疗开始，血肌酐上升≥2mg/dl，并且与MM相关 ⑥血清M蛋白相关的高黏滞血症
CR后复发（只有终点研究是无病生存期时才使用）	符合以下之一： ①免疫固定电泳或者蛋白电泳证实血或尿M蛋白再次出现 ②骨髓浆细胞比例≥5% ③出现以上PD的标准之一

第二节　IMWG微小残留病疗效评估

有多种技术可以检测出患者骨髓中残留的肿瘤细胞（MRD）。二代流式细胞术（NGF）依靠检测细胞表面抗原的两个8色抗体组合来鉴定典型的异常浆细胞，并检测胞浆κ和λ轻链确认克隆性。其灵敏度为能够在10^5个细胞中识别出1个异常浆细胞或更高。二代测序技术（NGS）使用多组聚合酶链式反应的引物对免疫球蛋白基因片段进行扩增和测序。使用Lympho-SIGHT平台（或经过验证的等效方法）对骨髓细胞进行DNA测序，其灵敏度为识别出10^5个细胞中的1个异常浆细胞或更高。通过测序进行的MRD测试需要基线样本，而二代流式细胞术则不需要基线样本。多项研究表明，通过这些方法检测达到MRD阴性状态的患者的预后更好。但哪种方法是首选、何时进行检测以及合适的检测间隔时间，尚未达成共识，也未得到前瞻性研究的验证。总体而言，MRD阴性状态与预后的改善相关。然而，在前瞻性试验验证了MRD的应用价值之前，暂不推荐以MRD状态指导治疗决策（表2-9-2）。

表2-9-2　MRD疗效判断标准

疗效	标 准
持续 MRD 阴性（sustained MRD-negative）	新一代流式（new generation flow，NGF）或新一代测序（new generation sequencing，NGS）检测骨髓 MRD 阴性并且影像学检测阴性，至少间隔1年两次检测均为阴性。进一步的评估用 MRD 阴性持续时间描述，例如"5年 MRD 阴性"
流式 MRD 阴性（flow MRD-negative）	NGF 检测显示骨髓无表型异常的克隆性浆细胞，流式采用 EuroFlow 标准操作规程（或者应用经过验证的等效方法），最低检测敏感度为 10^5 个有核细胞中可检测出1个克隆性浆细胞
测序 MRD 阴性（sequencing MRD-negative）	采用 NGS 深度测序方法（Lympho SIGHT 平台或经过验证的等效方法），检测患者骨髓中无克隆性浆细胞（定义为同样的测序读长少于2个）。最低检测敏感度为 10^5 个有核细胞中可检测出1个克隆性浆细胞
原有影像学阳性的 MRD 阴性（imaging-positive-MRD-negative）	要求 NGF 或 NGS 检测 MRD 阴性，并且原有 PET-CT 上所有高代谢病灶消失，或者病灶标准摄取值（SUV）低于纵隔血池，或者低于周围正常组织的 SUV 值
MRD 阴性后复发（relapse from MRD negative）	符合以下任意一项或多项标准：失去 MRD 阴性状态（NGF 或者 NGS 证实存在克隆性浆细胞，或影像学提示 MM 复发）；固定电泳或蛋白电泳检测血清或尿中 M 蛋白再现；骨髓中克隆浆细胞≥5%；出现任何其他疾病进展情况（例如新的浆细胞瘤、溶骨性破坏或高钙血症）

注：微小残留病（MRD）标准（需要至少 CR）

第十章

少见浆细胞疾病的诊断与治疗

第一节　淀粉样变性

淀粉样变性（Amyloidosis）是因蛋白质代谢紊乱产生特殊淀粉样蛋白在细胞外组织沉积，造成沉积部位组织和器官结构和功能改变，从而导致相应临床表现的一组异质性疾病。常见受累组织和器官包括肾脏、心脏、肝脏、皮肤软组织、外周神经、和舌体等。大约有31种不同蛋白质沉积都可导致不同类型淀粉样变性疾病的发生。本小节仅涉及系统性轻链型淀粉样变性（Systemic light chain amyloidosis，AL）。轻链型淀粉样变性是指由浆细胞或淋巴细胞肿瘤（少见）引起的，结构异常的免疫球蛋白轻链或轻链片段沉积在不同组织，形成β片层结构（淀粉样轻链），导致脏器功能损害。

1　系统性AL型淀粉样变性的诊断

需要同时满足以下4条标准：①存在淀粉样变性

相关的症状（如：肾脏、肝、心脏、胃肠道或外周神经受累）；②任何组织刚果红染色阳性（如：脂肪抽吸组织、骨髓或其他组织器官活检）；③淀粉样物为轻链相关的直接证据：基于蛋白质谱分析的蛋白质组学分析、免疫电镜、免疫组织化学；④单克隆浆细胞增殖性疾病的证据：血或尿单克隆球蛋白，rFLC异常，或骨髓中克隆性浆细胞。

AL诊断明确以后，需要判断受累器官的数量和严重程度。肾脏、心、肝和周围神经是AL型淀粉样变性患者最为常见的受累器官。肾脏：主要表现为肢体水肿和尿中泡沫增多。实验室检查可发现单纯的蛋白尿或肾病综合征，晚期可出现肾功能不全。采用24h尿蛋白定量和肾小球滤过率（eGFR）评价器官受累严重度。心：主要表现为活动后气短、肢体水肿、腹水、晕厥等限制性心功能不全表现。心电图多表现为肢导低电压和胸前导联的R波递增不良，可伴多种心律失常。超声心动图可见全心增厚，心肌内回声不均匀（"雪花状"回声），左室射血分数多数正常或轻度下降。心脏磁共振延迟显像可见心内膜下坏形强化，伴T1 mapping和ECV增高。血清肌钙蛋白T/I（cTnT/I）和N末端前体脑钠肽（NT-proBNP）升高是较为敏感的心脏受累的血清标志。肝：可有轻微肝区不适或疼痛，但多数患者可无症状，常是体检时发现异常。影像学可发现肝大、血清胆管酶

（如碱性磷酸酶和谷氨酰转肽酶）升高。疾病晚期可出现胆红素增高和肝功能衰竭。周围神经和自主神经：对称性的四肢感觉和（或）运动性周围神经病，肌电图和神经传导速度常提示波幅下降和神经传导速度减慢。自主神经异常多表现为体位性低血压、胃轻瘫、假性肠梗阻和阳痿等。胃肠道：可出现全胃肠道受累，以胃部和小肠受累多见。表现为上腹不适、消化不良、腹泻、便秘、吸收不良综合征和消化道出血等。内镜下组织活检可以确诊。软组织：舌体受累可出现巨舌、舌体活动障碍和构音异常等。皮肤黏膜可出现皮肤紫癜和瘀斑，以眼眶周围和颈部皮肤松弛部位较为常见。也可出现指甲萎缩脱落和毛发脱落等。凝血功能异常：AL型淀粉样变患者常伴发凝血因子Ⅹ缺乏，造成相应的出血表现（表2-10-1）。

表2-10-1 AL受累器官诊断标准

受累脏器	诊断标准
肾脏	24h尿蛋白>0.5g，主要为白蛋白尿
心脏	超声心动图提示平均室壁厚度>12mm（无其他病因）或NT-proBNP>332ng/L（无肾功能不全或房颤）
肝脏	肝脏总界>15cm（无心功能不全时）；或碱性磷酸酶超过正常上限的1.5倍
神经	周围神经：临床表现，对称性下肢感觉运动周围神经病变 自主神经：胃排空障碍，假性梗阻和与脏器直接浸润无关的排尿功能障碍
胃肠道	有症状者需经活检验证

受累脏器	诊断标准
肺	有症状者经活检验证；肺间质影像学检查
软组织	舌肿大，关节病，跛行（推测为血管淀粉样蛋白所致），皮肤病变，肌病（活检或假性肥大），淋巴结（可能局限分布），腕管综合征

2 AL型淀粉样变性的分期

建议采用梅奥诊所的 2004 分期或者 2012 分期，以及肾脏分期系统（表2-10-2至表2-10-4）。

表2-10-2 梅奥2004分期

分期	分期标准
I	cTnT（cTnI）<0.035（0.1）μg/L且NT-proBNP < 332ng/L
II	其他
III	cTnT（cTnI）≥0.035（0.1）μg/L且NT- proBNP≥332ng/L

注：可以按照 NT-proBNP 是否≥8500ng/L 将 III 期患者进一步分成 IIIa 期和 IIIb 期。

表2-10-3 梅奥2012分期

危险因素	
cTnT	≥0.025ng/mL（或超敏 cTnT≥40pg/mL）
NT-proBNP	≥1800ng/L
dFLC	≥180mg/L
分期：	
I 期	无危险因素
II 期	1个危险因素
III 期	2个危险因素
IV 期	3个危险因素

表 2-10-4　肾脏分期

分期	分期标准
Ⅰ	eGFR<50mL/（min·1.73m²） 且尿蛋白<5g/24h
Ⅱ	其他
Ⅲ	eGFR<50mL/（min·1.73m²） 且尿蛋白>5g/24h

3　系统性AL型淀粉样变性的治疗

系统性AL常累及多个组织器官，需全身治疗。治疗主要针对浆细胞，抑制致病性免疫球蛋白轻链的产生，治疗目标是获得VGPR以上血液学缓解。ASCT在AL型淀粉样变性中有着确切的疗效。对于初治的患者，首先要评估患者是否适合行ASCT治疗，符合条件的患者应将ASCT作为患者的一线治疗方案。但AL患者中ASCT有较高的治疗相关死亡率（24%），只有15%~20%AL患者可以进行ASCT，需要严格把握适应证。建议在完成诱导治疗后重新评估是否能够进行ASCT。ASCT适应证包括：年龄≤65岁，ECOG ≤ 2分，梅奥2004分期Ⅰ期，纽约心脏病协会（NYHA）心功能分级1级，左室射血分数 > 50%，收缩压 > 90mmHg（1mmHg=0.133kPa）、肺功能氧饱和度 > 95%、总胆红素<2mg/dL、eGFR >60mL/min、无大量胸腔积液（图2-10-1）。

初治患者首选达雷妥尤单抗+BCD方案：硼替佐米+环磷酰胺+地塞米松整合方案。达雷妥尤单抗1800mg皮下注射；第1~2周期，每周1次；第3~6周期，每2周1次；进入维持治疗以后每4周一次，直到疾病进展；推荐每周1次硼替佐米的剂量为1.3mg/m²，可静脉用药或皮下注射。地塞米松剂量一般是每疗程160mg，但对高危或极高危患者，地塞米松可减量为每疗程40~80mg。环磷酰胺300mg/m²，每周一次，静脉或口服。

其他联合方案还包括硼替佐米+环磷酰胺+地塞米松；硼替佐米±地塞米松；硼替佐米±马法兰±地塞米松；来那度胺±环磷酰胺+地塞米松；来那度胺±地塞米松；口服马法兰±地塞米松。需要注意的是来那度胺有可能升高AL患者的NT-proBNP。梅奥分期Ⅲ期的患者应避免使用沙利度胺。

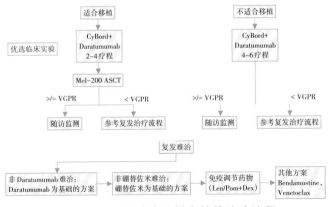

图2-10-1 轻链淀粉样变性的治疗流程

对复发难治患者，如既往未用过达雷妥尤单抗，或非达雷妥尤单抗难治，建议首选以达雷妥尤单抗为基础的整合方案；其他还包括以蛋白酶体抑制剂、免疫调节剂等为基础的联合方案。对伴有 t（11；14）的患者，可考虑 BCL2 抑制剂。

4　AL 型淀粉样变性的疗效评价

AL 淀粉样变性理想的治疗目标是获得器官缓解，但现有治疗仅靶向于克隆性浆细胞，降低血清单克隆免疫球蛋白水平，并最终通过人体的自我清除机制获得器官缓解。因此，现阶段治疗目标是迅速获得高质量的血液学缓解，即达到 VGPR 及以上的疗效。器官缓解常发生在获得血液学缓解的 3~12 个月后 。每个化疗疗程后都应监测血液学状态，一旦确定无效或进展应尽快改用其他治疗方案，治疗 1 月疗效<PR 或者 3~4 疗程<VGPR 的患者应调整治疗方案。治疗疗程应在获得 VGPR 及以上缓解后再巩固 2 个疗程。尚无证据支持维持治疗的疗效，对于诊断时肿瘤负荷较重、携带高危遗传学异常以及治疗深度不佳的患者，可以考虑维持治疗。疗效评价标准分为血液学疗效和器官疗效标准，应同时评价这两个方面的疗效（表 2-10-5 至表 2-10-6）。

表 2-10-5　血液学疗效评价标准

疗效	评价标准
完全缓解（CR）	血尿免疫固定电泳阴性，及血清游离轻链（FLC）水平和比值正常
非常好的部分缓解（VGPR）	FLC差值（dFLC）下降到<40mg/L
部分缓解（PR）	dFLC下降超过50%
疾病稳定（SD）	疗效未达到PR和PD标准
疾病进展（PD）	对于CR患者，新出现的单克隆免疫球蛋白或者FLC比值异常（致淀粉样变FLC水平必须加倍） 对于PR患者，血清单克隆免疫球蛋白增加≥50%并超过了5g/L，或者尿单克隆免疫球蛋白增加≥50%并超过了200mg/d，或者受累FLC水平增加≥50%并超过了100mg/L，或者受累FLC水平增加≥50%并超过了100mg/L

注：一般认为dFLC≥50mg/L，同时rFLC异常为可测量病灶。虽然98%的AL患者都存在FLC中受累轻链水平升高和比值异常，但约10%~15%的患者dFLC数值低于可测量范畴。对这部分患者，如血M蛋白高于5g/L，可参考用于血液学疗效判断。基线时dFLC 20~50 mg/L的患者，治疗后dFLC<10mg/L，定义为低dFLC缓解（Low- dFLC response）。

表 2-10-6　器官疗效评价标准及进展标准

器官	缓解定义	进展标准
心脏	基线 NT-proBNP 水平≥650ng/L者 NT-proBNP 水平下降>300ng/L 且 >30%；纽约 心脏病协会（NYHA）心功能分级基线3或4级者改善≥2个级别	NT-proBNP 水平增加 >300ng/L 且 >30%；或cTnT增加≥33%；或射血分数下降≥10%

续表

器官	缓解定义	进展标准
肾脏	24h尿蛋白下降≥30%或降至<0.5g，无肾功能进行性下降	eGFR下降≥25%
肝脏	基线异常的碱性磷酸酶下降≥50%；经影像学评价的肝脏缩小≥2cm	碱性磷酸酶水平较最低值增加≥50%
周围神经	经肌电图/神经传导速度检测证实的神经改善	经肌电图/神经传导速度检测证实的神经病变进展

第二节　POEMS综合征

1　POEMS综合征的诊断

POEMS综合征是一种罕见的单克隆浆细胞疾病，以多发性神经病（Polygneuropathy，P）、脏器肿大（Organomegaly，O）、内分泌病（Endocrinopathy，E）、M蛋白（M-protein，M）和皮肤改变（Skin-changes，S）为主要临床表现。诊断需要符合2条强制标准、至少1条主要标准和至少1条次要标准（表2-10-7）：

表2-10-7　POEMS诊断标准

强制标准	周围神经病变
	单克隆浆细胞增殖（M蛋白阳性或浆细胞瘤）
主要标准	VEGF水平增高
	硬化性骨病
	Castleman病

	器官肿大（肝脾大或淋巴结肿大）
	血管外容量负荷（包括胸腔积液及腹水）
次要标准	内分泌障碍（包括垂体、甲状腺、甲状旁腺、胰腺、肾上腺、性腺）
	皮肤改变（皮肤色素沉着、多毛症、血管瘤、白甲等）
	视乳头水肿
	血小板增多和/或红细胞增多
其他症状	杵状指，体重减轻，多汗症，肺动脉高压/限制性肺疾病，血栓性疾病，腹泻，维生素 B_{12} 缺乏

注：1.证实单克隆浆细胞疾病的证据可以包括：血/尿蛋白电泳或免疫固定电泳、血清游离轻链比例、骨髓流式细胞术、骨髓或骨骼病灶病理和免疫组化等。2.M蛋白轻链类型几乎均为λ链；3.单纯的甲状腺功能减退症和糖尿病不能作为诊断标准。

2 POEMS 综合征的治疗

由于POEMS比较罕见，目前尚无标准治疗方法。尽管疾病反应与VEGF水平的下降明显相关，但治疗成功主要依赖于针对潜在克隆性浆细胞。根据患者有无广泛骨髓受累，治疗方法有所不同。对无骨髓受累者，放射治疗是首选治疗方法，可改善症状和预后。对已有骨髓播散性疾病者，即使浆细胞比例很低，放疗无法治愈，因此建议全身治疗，可与放疗联合。目前POEMS综合征缺乏随机研究，治疗基于有限临床研究、个案报道，所采用的化疗方案均来自于MM的治疗经验。符合移植条件者应行ASCT治疗，可先行短疗程诱导治疗后再行ASCT。化疗可考虑Rd联合方案（来那度胺+地塞米松）、BD（硼替佐米+地塞米松）、MD（马法兰+地塞米松）、CD（环磷酰胺+地塞米松）、PD（泊马度胺+地塞米松）等方案治疗。目前也有少量联合应用达雷妥尤单抗治疗复发难治POEMS综合征有效的个案报道，以及BCMA CART治疗成功的案例。既往研究中预处理马法兰的剂量推荐200mg/m²。ASCT之后不推荐行常规巩固和维持治疗，尚缺乏双次ASCT的研究结果。由于硼替佐米或沙利度胺存在使神经病变加重的风险，使用时应谨慎。治疗有效与神经系统功能恢复之间存在时间差异，神经症状缓解缓慢：6个月内很难看到，一般2~3年可观察到最佳治疗反应。临床复发是再诱导治疗的指征，单纯M蛋白转为阳性或VEGF水平升高需要密切随诊。具体化疗方案参考MM章节（表2-10-8）。

表2-10-8　POEMS综合征患者的治疗

治疗选择	治疗反应
一般支持治疗	通过利尿消肿、激素替代、功能康复锻炼及心理支持等治疗可改善患者的一般状况及生活质量
局部放疗	适用于具有孤立性病灶（硬化性骨病）的患者，50%~70%的患者有显著的临床改善，部分患者会在2~3年后复发。

治疗选择	治疗反应
抗浆细胞治疗	
马法兰联合地塞米松	81%获得血液学效应，100%获得某种程度的神经系统改善
ASCT	存活患者中100%有显著的临床改善
来那度胺联合地塞米松	75%~95%的患者有显著的临床和VEGF水平的改善
硼替佐米为基础的治疗	大部分患者有临床反应，建议采用每周一次的方案，减轻外周神经炎
CD38单抗、BC-MA-CART	仅有个案报道，期待后续更多数据更新
抗VEGF治疗	

3　POEMS综合征的疗效评价

虽然POEMS综合征缺乏公认的疗效标准，但其疗效评价应是整合的疗效评价，主要包括：临床疗效；血液学疗效；血清VEGF疗效。

临床疗效：评价神经病变、水负荷、肺动脉高压等主要临床异常的改善情况。对神经病变缓解的评价可用整体神经病变限制量表（overall neuropathy limitation scale，ONLS）评分来评估神经病变的治疗效果，积分下降1分为有效。

血液学疗效：评价M蛋白的清除情况

①完全缓解（CRH）：血/尿免疫固定电泳阴性和血清游离轻链比例正常。②未缓解：不符合完全缓解

和复发/进展的定义。③疾病进展或复发：血/尿免疫固定电泳转阳；或血清蛋白电泳提示 M 蛋白量增加50%且绝对值增加≥5g/L。

血清VEGF疗效：评价血清VEGF的下降水平

①完全缓解（CRV）：血清 VEGF 下降到正常水平。②部分缓解（PRV）：血清 VEGF 下降≥50%。③未缓解（NRV）：不符合其他疗效标准。④进展（PDV）：血清VEGF水平增加超过50%。

需要注意的是POEMS综合征的血液学疗效评价存在较大困难，故 POEMS 的理想治疗目标应追求取得CRV 或 PRV+临床改善的疗效。此外，也可参考梅奥诊所的疗效评价标准（表2-10-9）。

表2-10-9　POEMS综合征梅奥诊所疗效评价标准

指标	可评估标准	完全缓解	改善	进展[a]
血浆 VEGF	≥基线2倍	正常[b]	较基线下降≥50%[b]	较最低水平升高≥50%
血液学指标	血 M 蛋白≥5g/L[c]≥10g/L[d]	血尿免疫固定电泳和骨髓均阴性[b]	M 蛋白较基线下降≥50%	较最低水平升高≥25%，同时升高绝对值≥5g/L
PET/CT	1 个或以上 FDG高摄取病灶	无 FDG高摄取	SUVmax之和下降≥50%	SUVmax 之和较最低水平升高≥30%，且升高的绝对值至少为4；或者出现新的FDG高摄取病灶

指标	可评估标准	完全缓解	改善	进展[a]
改良神经病变损伤评分 + 7（mNIS+7）	所有患者	…	较基线下降 ≥15%（下降最少10分）	较最低值升高≥15%（升高最少10分）
腹水/渗出/水肿	存在	消失	较基线改善最少1个CTCAE级别	较最低水平加重最少1个CTCAE级别
超声心动图右心室收缩压	≥40mmHg	…	<40mmHg	…
视神经乳头水肿	存在	…	消失	加重最少1个CTCAE级别
一氧化碳弥散量（DLCO）	较估计值<70%	较估计值≥70%	…	加重最少1个CTCAE级别

注：a.任何进展事件（VEGF、血液学或临床）都将被视为进展，只要相关指标的变化是由疾病引起的，而不是治疗相关不良事件。b.对VEGF、血M蛋白和免疫固定电泳结果，需要复查验证。c.用于评估VGPR。VGPR定义为血尿M蛋白均阴性，但免疫固定电泳仍阳性。d.用于评估PR。如IgA型存在M蛋白峰向β区迁移，则免疫比浊法检测的IgA定量可替代M蛋白用于疗效评估。

第三节　具有肾功能意义的 M 蛋白血症（MGRS）

1　MGRS 的诊断

具有肾功能意义的 M 蛋白血症（MGRS）是指肾脏损害由单克隆免疫球蛋白（MIg）引起，但没有达到 MM（如骨病变、高钙血症或贫血）或淋巴瘤（如淋巴结肿大或全身症状）的诊断标准。因为严重的肾损害和单克隆 Ig 导致的系统性损害，早期确诊很重要，应用化疗抑制单克隆 Ig 分泌通常能改善预后。在 MGRS 中肾脏疾病谱范围很宽，例如 AL 淀粉样变、伴有单克隆 Ig 沉积的增殖性肾小球肾炎、和伴有单克隆球蛋白血症的 C3 肾小球病等。大多数情况下建议肾脏活检，以明确与 MGRS 相关的损害，以及评估危险性。诊断需要包括：光镜下的形态学改变，免疫荧光，电镜，和某些情况下对 Ig 类型的 IF 染色，免疫电镜观察，与蛋白质组学分析；血液学检验：血尿 M 蛋白电泳，免疫固定电泳和血清游离轻链分析等。

2　MGRS 的治疗

MGRS 治疗应基于潜在克隆的本质，即抗淋巴细胞或浆细胞治疗，从而改善肾功能，延长生存。

第四节 原发浆细胞白血病（PPCL）

1 原发浆细胞白血病（PPCL）诊断标准

外周血单克隆浆细胞占分化成熟白细胞总数的5%以上（≥5%）；所有PPCL危险度分层列为极高危。

2 原发浆细胞白血病的治疗

PPCL的治疗原则：由于PPCL的高度侵袭性，需要快速控制疾病以防发生疾病相关的并发症以及早期死亡。对外周血发现浆细胞的患者治疗上参照PPCL。因为缺乏随机前瞻性研究，治疗推荐仅基于小型前瞻性及回顾性研究，以及MM的研究数据。如有合适的临床研究，首先推荐参加临床研究，特别是包含单抗或其他靶向新药（如维纳托克）的临床研究。诱导治疗考虑多药整合（包含一种蛋白酶体抑制剂，一种免疫调节剂，以及单抗）。由于ASCT后复发率极高，建议双次ASCT，或ASCT/alloSCT。治疗流程图见图2-10-2。

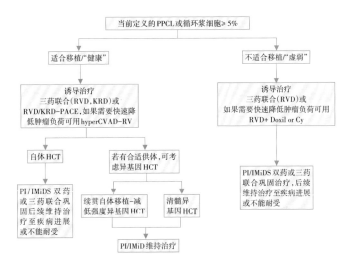

图2-10-2 浆细胞白血病治疗流程

适合移植的年轻PPCL（<65岁）的诱导治疗化疗方案：可选用VDT/VRD/KRD/KPD–PACE或hyper-CVAD–RV整合方案化疗，有条件在此基础上可与CD38单抗联合。其他建议整合治疗方案：VRd（硼替佐米/来那度胺/地塞米松、VCd（硼替佐米/环磷酰胺/地塞米松）、VTd（硼替佐米/沙利度胺/地塞米松）、PAd（硼替佐米/阿霉素/地塞米松），有条件还可与CD38单抗整合。完成ASCT巩固治疗后早期（移植后60~80天）开始维持治疗，预防疾病复发。推荐两药或三药整合，如来那度胺与硼替佐米整合，有条件在此基础上联合单克隆抗体。

不适合移植PPCL患者的治疗：诱导治疗整合化

疗方案首选 VRd+X（首选 CD38 单抗，或 CTX，或脂质体阿霉素），其他可以选择的方案包括 IRd、VRd-lite、Rd、Id、BD。

需根据患者年龄和身体状况调整化疗药物的剂量；特定情况下可用的整合化疗方案：VTD-PACE（地塞米松/沙利度胺/顺铂/多柔比星/环磷酰胺/依托泊苷/硼替佐米）和 V-DECP 方案。

复发 PPCL 和 SPCL 的治疗原则：对复发的 PPCL 和 SPCL，以提高生活质量为主要治疗目标，其次尽可能获得最大程度缓解，积极入组临床试验，改换未用过的新方案和新药。具体诱导治疗方案参考 MM 章节。

3 PPCL 疗效评价标准

表 2-10-10 PPCL 疗效判断的 IMWG 共识（2013）

疗效分级	血清学标准[a]	骨髓标准	外周血标准	髓外病灶
严格意义的 CR（sCR）	血尿固定电泳阴性 rFLC 恢复正常	浆细胞<5% 流式未发现恶性浆细胞	形态学及流式阴性	无
完全缓解（CR）	血尿免疫固定电泳阴性[b]	浆细胞<5%	形态学未见浆细胞	无

疗效分级	血清学标准[a]	骨髓标准	外周血标准	髓外病灶
非常好的部分缓解（VGPR）	血清 M 蛋白减少≥90%且 24h 尿 M 蛋白降至 <100mg/24h[c]	浆细胞<5%	形态学未见浆细胞	无
部分缓解（PR）	血清 M 蛋白减少≥50% 24h 尿 M 蛋白降低≥90%且尿 M 蛋白 <200mg/24h[d]	浆细胞占 5%~25%	形态学浆细胞占 1%~5%	浆细胞瘤缩小≥50%
疾病稳定	不符合 PR 或疾病进展的标准			
进展	血清 M 蛋白升高>25%（升高绝对值须≥5g/L），或者 24h 尿轻链升高>25%（升高绝对值须≥200mg/24h）	浆细胞增加>25%或者绝对数增加≥10%	形态学浆细胞绝对数增加>5%	浆细胞瘤的数目和大小增加
CR 后复发	血尿免疫固定电泳重现 M 蛋白	浆细胞增加>10%	浆细胞重现（无论多少数目）	任何髓外软组织浆细胞瘤

注：a.维持至少6周。对血清学参数不可测的患者需根据骨髓评价。b.如血和尿 M 蛋白不可测，需血清游离轻链比值（rFLC）正常。c.如血和尿 M 蛋白不可测，需受累与非受累游离轻链差值（dFLC）下降≥90%。d.如血和尿 M 蛋白不可测，需受累与非受累游离轻链差值（dFLC）下降≥50%。

第五节　孤立性浆细胞瘤

1　孤立性浆细胞瘤的诊断

孤立性浆细胞肿瘤（solitary plasmacytoma，SP）是一种少见的浆细胞恶性疾病，发病率 0.15/100000。孤立性浆细胞瘤分为两种：骨孤立性浆细胞瘤（SBP）和髓外孤立性浆细胞瘤（EMP）；SBP的定义是由于单克隆浆细胞浸润引起的单个溶骨性病变，有或没有向周围软组织扩展；EMP的定义是由于单克隆浆细胞浸润引起的不与骨相连的软组织肿块。SBP占所有SP病例的70%，主要发生在含红骨髓的骨骼中，如椎骨，股骨，骨盆和肋骨。EMP可以涉及任何部位或器官，最常见的是头颈部（鼻窦、鼻和口咽），胃肠道和肺部。大约50%的SBP患者和30%的EMP患者在诊断后10年内进展为多发性骨髓瘤。根据患者是否存在骨髓浸润将孤立性浆细胞瘤患者分为以下两类：

孤立性浆细胞瘤（无骨髓浸润），诊断标准为：组织活检证实克隆性浆细胞导致的孤立性骨骼或软组织损害；其他部位骨髓活检未发现克隆性浆细胞；MRI或CT检查未发现其他部分存在骨骼或组织损害；无浆细胞增殖导致的终末器官损害（CRAB，高钙血症、肾功能损害、贫血、多发骨质损害）。

孤立性浆细胞瘤伴骨髓微浸润，诊断标准为：组织活检证实克隆性浆细胞导致的孤立性骨骼或软组织损害；骨髓检查发现克隆性浆细胞，比例<10%（一般需要流式细胞术证实其克隆性，若比例>10%，应该诊断为多发性骨髓瘤）；MRI或CT检查未发现其他部分存在骨骼或组织损害；无浆细胞增殖导致的终末器官损害（CRAB）。

SP诊断明确以后，应该判断患者进展为活动性MM的风险，比较肯定的危险度因素包括：年龄>65岁、骨髓中存在克隆性浆细胞（<10%）、肿块>5cm、放疗后持续存在单克隆球蛋白超过1年。

2 孤立性浆细胞瘤的治疗

SP对放疗敏感。目前无前瞻性研究比较放疗、支持治疗与化疗的疗效。放疗是标准治疗：分次放疗（剂量率1.8~2.0Gy/次），总剂量40~50Gy。照射野：影像学发现的所有受累组织，包括边缘的正常组织至少2cm。对脊柱的照射包含两侧至少1个未受累的椎体。对SBP，外科手术可用于治疗病理性骨折、神经压迫并发症及高骨折风险，彻底切除联合放疗可以获得很好的疗效，达到治愈的效果。对EMP，外科手术可用于切除巨大、界限清楚包块，但必须序贯放疗。目前一般不推荐辅助化疗，对于具有较高的进展为有症状MM风险的患者，以及放疗后PET/CT提示病灶持续存在的可考虑联合化疗。

— 第十一章 ——————————————

随访与监测

MM 仍是不可治愈的疾病，需要定期随访，血常规、血尿蛋白电泳、血清游离轻链（sFLC）、肌酐、血钙每月复查一次或至少每 3 个月一次。如出现骨痛，应行全身低剂量 CT（WBLD-CT）、MRI 或 PET-CT 检查，以发现新的骨病灶。

第一节　冒烟型骨髓瘤

每 3 个月复查相关指标，包括血常规、血尿 M 蛋白鉴定（血 β_2-MG、血清免疫球蛋白定量、24h 尿蛋白定量、SPE、UPE 及血和尿 IFE）、血肌酐、白蛋白、乳酸脱氢酶、血清钙。血清 FLC 有助于判断疾病进展。骨骼检查每年 1 次或有临床症状时进行。

第二节　孤立性浆细胞瘤

随访期间每 4 周评估 1 次疗效；若浆细胞瘤治疗后 M 蛋白完全消失，每 3~6 个月进行 1 次评估，或在有临床症状时进行；若 M 蛋白持续存在，继续每 4 周 1

次的监测。每6~12个月1次影像学检查。

第三节　活动性骨髓瘤

　　诱导治疗期间每个疗程1次生化评估，诱导结束时需全面疗效评价（血尿M蛋白鉴定、骨髓形态和MRD、影像学检查）；巩固及维持治疗期间每3个月1次疗效评估（骨髓检查）；非分泌型骨髓瘤的疗效评估需血清FLC和骨髓检查；骨骼检查每6个月1次，或据临床症状进行；伴髓外病灶需影像学检查。

—— 第十二章 ——————————

科普与患者教育

在过去的 15 年中，MM 患者享受到了许多新的治疗选择，显著改善了 PFS 和 OS，特别是标危患者。自 2003 年以来，至少有 10 种抗 MM 药物获得 FDA 批准，并且将来还会有更多的疗法。这对患者和临床医生来说都是好消息，但同时患者也可能承受比较重的经济负担，因此我们从初始治疗到复发的每个阶段都需要进行最佳药物组合的选择。

制定临床决策，除了移植（或不移植）、多种药物和免疫疗法的组合之外，还具有其他的复杂性。医师、患者、家属之间的信任、持续教育以及清晰的沟通是至关重要的。虽然 MM 患者最终仍然会死于 MM，但是大多数人的寿命足以允许我们对其疾病及其治疗选择有充分的研究和了解。一些受过良好教育的患者，还可以帮助发展和促进 MM 的临床试验。临床医生鼓励患者了解 MM，并告知治疗选择。医师应花费必要的时间来指导患者了解 MM 治疗的发展方向，提供推荐信息的来源，包括印刷材料和值得信赖的网站。应建立一种氛围，使患者有能力分享他们所学到的知识，例如仍然处于临床试验中的新疗法，以期建立最令人满意的医患关系和最佳治疗决策。

[1] 樊代明主编.整合肿瘤学·临床卷.科学出版社，北京，2021.

[2] 樊代明主编.整合肿瘤学·基础卷.世界图书出版西安有限公司，西安，2021.

[3] Kumar SK，Rajkumar V，Kyle RA，et al. Multiple myeloma[J]. Nat Rev Dis Primers，2017，3：17046. doi：10.1038 / nrdp.2017.46

[4] NCCN Clinical Practice Guidelines in Oncology：Multiple Myeloma. Version.1.2022

[5] 中国医师协会血液科医师分会，中华医学会血液学分会，中国医师协会多发性骨髓瘤专业委员会.中国多发性骨髓瘤诊治指南（2020年修订）[J].中华内科杂志，2020，59（5）：341–346.

[6] Dimopoulos MA，Moreau P，Terpos E，et al. Multiple myeloma：EHA-ESMO Clinical Practice Guidelines for diagnosis，treatment and follow-up（dagger）[J]. Ann Oncol，2021，32（3）：309–322. doi：10.1016/j.annonc.2020.11.014

[7] Mikhael J，Ismaila N，Martin T. Treatment of Multiple Myeloma：ASCO and CCO Joint Clinical Practice Guideline Summary [J]. Journal of Oncology Practice，2019，15（5）：279–286. doi：10.1200/jop.18.00782

[8] Rajkumar SV，Dimopoulos MA，Palumbo A，et al. International Myeloma Working Group updated criteria for the diagnosis of multiple myeloma [J]. Lancet Oncol，2014，15（12）：e538–48.DOI：10.1016/s1470-2045（14）70442-5

[9] Kumar S，Paiva B，Anderson KC，et al. International Myeloma Working Group consensus criteria for response and minimal residual disease assessment in multiple myeloma [J]. Lancet Oncol，

2016，17（8）：e328-e46.DOI：10.1016/s1470-2045（16）30206-6）

[10] Moreau P, Kumar SK, San Miguel J, et al. Treatment of re-lapsed and refractory multiple myeloma：recommendations from the International Myeloma Working Group[J]. Lancet On-col，2021，22（3）：e105-e118. doi：10.1016/S1470-2045（20）30756-7

[11] Terpos E, Zamagni E, Lentzsch S, et al. Treatment of multi-ple myeloma-related bone disease：recommendations from the Bone Working Group of the International Mycloma Working Group [J]. Lancet Oncol，2021，22（3）：e119-e30. DOI：10.1016/s1470-2045（20）30559-3

[12] An G, Li Z, Tai YT, et al. The impact of clone size on the prognostic value of chromosome aberrations by fluorescence in situ hybridization in multiple myeloma[J]. Clin Cancer Res，2015，21（9）：2148-2156. doi：10.1158/1078-0432.CCR-14-2576.

[13] 陈丽娟，安刚.多发性骨髓瘤遗传学检测专家共识[J].中华医学遗传学杂志，2019，36（2）：99-102.

[14] An G, Yan Y, Xu Y, et al. Monitoring the cytogenetic archi-tecture of minimal residual plasma cells indicates therapy-in-duced clonal selection in multiple myeloma[J]. Leukemia，2020，34（2）：578-588. doi：10.1038/s41375-019-0590-x.

[15] Hillengass J, Usmani S, Rajkumar SV, et al. International myeloma working group consensus recommendations on imaging in monoclonal plasma cell disorders[J]. Lancet Oncol，2019，20（6）：e302-e312. doi：10.1016 / S1470-2045（19）30309-2

[16] Palumbo A, Bringhen S, Mateos MV, et al. Geriatric assess-ment predicts survival and toxicities in elderly myeloma pa-

tients: an International Myeloma Working Group report [J]. Blood, 2015, 125 (13): 2068-74. DOI: 10.1182/blood-2014-12-615187

[17] Merlini G, Dispenzieri A, Sanchorawala V, et al. Systemic immunoglobulin light chain amyloidosis [J]. Nat Rev Dis Primers, 2018, 4 (1): 38. DOI: 10.1038/s41572-018-0034-3

[18] Dispenzieri A. POEMS syndrome: 2021 Update on diagnosis, risk-stratification, and management [J]. Am J Hematol, 2021, 96 (7): 872-88. DOI: 10.1002/ajh.26240

[19] Fernandez de Larrea C, Kyle RA, Durie BG, et al. Plasma cell leukemia: consensus statement on diagnostic requirements, response criteria and treatment recommendations by the International Myeloma Working Group [J]. Leukemia, 2013, 27 (4): 780-91. DOI: 10.1038/leu.2012.336

[20] 国际骨髓瘤基金会中国多发性骨髓瘤工作组外科治疗专家. 多发性骨髓瘤骨病外科治疗中国专家共识[J]. 中华骨科杂志, 2016 (4). DOI: 10.3760/cma.j.issn.0253-2352.2016.04.001

[21] Huang X, Ren G, Chen W, Guo J, Zhao L, Zeng C, Ge Y, Liu Z. The role of induction therapy before autologous stem cell transplantation in low disease burden AL amyloidosis patients. Amyloid, 2021, 28 (2): 75-83.

[22] Shen KN, Fu WJ, Wu Y, et al. Doxycycline Combined With Bortezomib-Cyclophosphamide-Dexamethasone Chemotherapy for Newly Diagnosed Cardiac Light-Chain Amyloidosis: A Multicenter Randomized Controlled Trial. Circulation, 2022, 145: 8-17.